中华生活经典

香奁润色

【明】胡文焕 编撰

朱毓梅　杨海燕　曲毅 编著

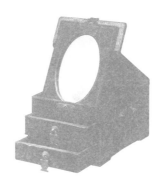

中华书局

图书在版编目(CIP)数据

香奁润色/(明)胡文焕编撰;朱毓梅,杨海燕,曲毅编著.—北京:中华书局,2012.7(2022.9重印)

(中华生活经典)

ISBN 978-7-101-08683-6

Ⅰ.香… Ⅱ.①胡…②朱…③杨…④曲… Ⅲ.女性-养生(中医)-中国-古代 Ⅳ.R212

中国版本图书馆 CIP 数据核字(2012)第 089990 号

书　　名	香奁润色
编 撰 者	〔明〕胡文焕
编 著 者	朱毓梅　杨海燕　曲　毅
丛 书 名	中华生活经典
责任编辑	宋凤娣
责任印制	管　斌
出版发行	中华书局
	(北京市丰台区太平桥西里 38 号　100073)
	http://www.zhbc.com.cn
	E-mail:zhbc@zhbc.com.cn
印　　刷	三河市博文印刷有限公司
版　　次	2012 年 7 月第 1 版
	2022 年 9 月第 8 次印刷
规　　格	开本/710×1000 毫米　1/16
	印张 18¼　字数 120 千字
印　　数	28001-30000 册
国际书号	ISBN 978-7-101-08683-6
定　　价	45.00 元

目 录

前　言

　　《香奁润色》收于明代胡文焕整理的《寿养丛书》中，这是专为妇女美饰而写的一本方书，可称美容专辑。本书辑录了大量美容方，美发、白面、玉容、驻颜、白牙、润唇、美手、香身等各种美饰用化妆品方应有尽有，反映出明代对美容的需求及医学家对美容的重视。只是该书至今还没有单行本，当代年轻人很少有人知道此书，更不了解其实早在17世纪初我国就有了专为女性编辑的生活知识用书。

作者及成书年代

　　胡文焕，字德甫，号抱琴居士、全庵、洞玄子、西湖醉渔等，钱塘（今属浙江杭州）人。生卒年不详，大约明神宗万历中前后在世。深通音律，善鼓琴，以刻书为事。于万历、天启年间构文会堂藏书，设肆流通古籍。所刻《格致丛书》数百余种，中多秘册珍函，有功于文化不浅。文焕工作曲，著有《奇货记》、《犀佩记》、《三晋记》、《余庆记》等传奇，但郑振铎《中国文学史》今并不载。又编《群音类选》二十六卷，为明代最大的一部戏曲选，其中多为今人未知、未见的剧本。其他著作，有《古器具名》、《文会堂琴谱》、《诗学汇选》等。

历史价值

　　《香奁润色》一书收集了历代医典、生活用书中的成果，"聊为香奁之一助"。因为

"美人之修其仪容"、"譬如花之得滋,玉之就琢",故而以美发、美容方子为主,同时兼及妇科病的自治,也包括洗涤、贮藏各种衣物等料理生活所需的常识。

我国早在《黄帝内经》中就有多处涉及美容的内容,把这些内容综合起来,便能窥视到中医美容整体观的雏形。东晋葛洪《肘后备急方》记载了迄今为止发现的最早的美容专篇,篇中集中了治粉刺、酒渣鼻、黧黑斑、体气的方药,并载有保健妆饰方等。唐代孙思邈在《千金翼方》"妇人面药"一节中说道:"面脂手膏,衣香藻豆,仕人贵胜,皆是所要。然今之医门极为秘惜,不许子弟泻漏一法,至于父子之间亦不传示。然圣人立法,欲使家家悉解,人人自知。岂使愚于天下,令至道不行?拥蔽圣人之意,甚可怪也。"这段议论揭示了一个重要的历史事实:在汉唐时代,关于美容护肤用品(面脂、手膏)、卫生清洁用品(衣香、澡豆)的技术,作为医药知识的一部分,由医界人士加以垄断性的掌握,只在"医门"内部以师徒、父子的形式互相传授。不过,按孙思邈的说法,他坚决反对这种垄断,故而把所掌握的配方全部列在医典中,为天下人提供方便。为满足民众的需要,使美容方能"家家悉解,人人自知",孙思邈专辟了"面药"和"妇人面药"二篇,集中刊载、公布了他广泛收集而来的美容秘方,共计有一百三十首,在其他篇章中还夹杂有各种美容保健及治疗的内服、外用方二百余首。孙氏将美容秘方公布于世,并在药物、方剂、食膳、气功、养生诸方面全面地论及了美容,且身体力行养生长寿之道,以自己的实践提供了养生、长寿、驻颜的实例,堪称中医美容史上的一代巨匠。

到了宋代,《太平圣惠方》、《圣济总录》、《经史证类备急本草》等方书均记载了大量美容方,而且增加了病因、病机的论述,较之唐代以前方书的有方无论,又是一大进步。到了南宋陈元靓所编撰的《事林广记》这样印刷出版的生活百科知识书出现时,美容护肤经验很自然地成为其中必列的项目。由此,美容用品的配制变成了一种大众知识,"医门极为秘惜"的现象不复存在。

古代医籍中有很多不容易引人注意,但又可能确有实效的配方,有待我们用新的眼光去审视。《香奁润色》虽然汇集了前代的经验,但还远远不够,它未能将历代医典、生活用书中的美容知识悉数囊括。

《香奁润色》一书分头发部、面部、癥痣部、唇齿部、乳部、身体部、手足部、阴部、经血部、怪异部、洗练部、藏贮部共十二部进行论述。

文中所载美容方剂从内容上看，大致可分为两类：一是以治疗为宗旨，对有关影响美容的疾病进行治疗，以达到美容的目的。如：对鬓秃、脱发、病后眉毛不生、面瘢、黑黯、黑粉痣、酒渣鼻、面上紫、白癜风等等的治疗。二是从预防保健出发，不针对具体疾病，用药物以求得美容效果。如：黑发光泽、面上生光、面如玉、好颜色、白齿等等，其中外用方居多。从整体来看，全书体现了以外用为主，注重配伍的用药特点。

文中的美容方剂从药物使用上来看，具有以下特点：一是以"香"字命名的药物使用频率较高。如：檀香、丁香、苓香草、零陵香、藿香、茅香、香附、茴香、麝香、沉香等等。这是因为气味芳香的药物性善走窜，能通经络，走肌肉，行气血。此类药物一般都含有挥发油、酮、酚、醛、醇类物质，能促进血液循环和腺体分泌，加速药物吸收。另外，此类药物气味芳香，使用后能散发出怡人的香气，不仅让使用者神清气爽，心情愉悦，还能给周围环境带来美化作用。二是以"白"字命名的药物使用频率较高。如：白芷、桑白皮、白及、白丁香、白僵蚕、白附子、白牵牛、白蒺藜、白茯苓、白术、白蔹、白檀香、白米粉子、白梅、白矾、鹰屎白等等。中医理论认为，白色属肺，肺在体合皮，其华在毛。肺的功能健全，肺气宣发，一方面宣散卫气于皮毛，发挥卫气的温分肉、充皮肤、肥腠理、司开阖，防御外邪侵袭；另一方面，将脾所转输的津液和水谷精微布散周身，外达于皮毛。若肺精亏，肺气虚，可因皮毛失于濡润而枯槁无光泽。

《香奁润色》一书在美容方剂组方、用药上，体现出鲜明的特色。首先是极为重视美容与脾胃的关系。中医理论认为脾胃为后天之本，气血生化之源，脾胃健运，气血生化有源并充养肌肤，则肌肤红润光泽，从而通过健运脾胃达到美容的目的。其次，重视美容与肺的关系。肺主气属卫，在体合皮，其华在毛。肺气充盈，输精于皮毛，将津液、水谷精微布散于全身皮毛、肌腠以滋养之，使之红润光泽。第三，重视美容与肝的关系。肝主疏泄，调畅情志。人之一身气机调畅，气血和调则百病无生，容光焕发。总之，胡氏在美容方剂组方、用药上，总以气血为重。

《香奁润色》一书至今没有单行本，仅收刻于胡文焕整理的《寿养丛书》中。该丛书于1592年编纂完成后，虽曾刻印面世，但流传至今所存已少。综合相关资料，我们认为清人根据《寿养丛书》明万历年间虎林胡氏文会堂初刻本精抄之全本，是最为珍贵的版本之一。本书即以明万历年间虎林胡氏文会堂初刻精抄本为底本，以明万历年间虎林文会堂初刻本为校本（因现存该本仅包括医书十六种，不能作为底本）。文中对每味中药均加以注释，对一些生僻的字词和古代文化常识也在注释中进行解释。因现在中药材基本由药房购买，无需个人采集、炮制，加之全书对主要中药材已配相应图片，因此对中药材的解释侧重其性味、功能，而不赘述其形态等知识。为避免读者前后翻检之劳，在每一部开始部分都详注每一味药材。即使在同一部中，相互参见的药材，也在注释中先大致说明一下这味药材的情况，然后再提示参见前面的方剂，以便于读者阅读。翻译采取直译与意译相结合的原则，以准确传达原文内容并便于读者理解为旨归。针对不同的疾病、方药，进行了点评，或指出其治病原理，或对其使用禁忌进行适当提示，或指出其中涉及巫术的部分，以提请读者注意。对书中一些比较怪诞的方剂进行了删落处理。要特别提出的是：《香奁润色》所涉及的大量方剂主要是体现了作者的治疗和预防疾病的思路，而中医最为重视辨证施治，因此读者千万不可以情况类似而盲目照搬，一定要咨询专业医师针对个体情况进行相应调整。我们希望读者通过我们的工作了解古人在美容、美发等方面的知识，并对读者的现实生活有所助益。但是由于本书至今还没有人进行系统整理和研究，加之我们自身能力所限，疏漏之处还请方家指教。

编著者

2012年3月

香奁润色

头发部附眉

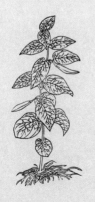

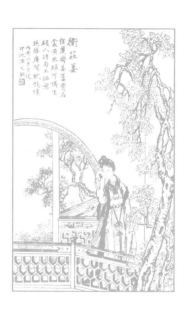

女人鬓不乱如镜生光方

鹿角菜^①五钱

滚汤浸一时，冷即成胶，用刷鬓，妙。

【注释】

①鹿角菜：鹿角菜有两种，一种自然分
布于大西洋沿岸和我国东南沿海以及青岛、
大连等海域，是中国一种重要经济海藻；另
一种是生长于青藏高原海拔三千米以上的祁
连雪山的淡水野生藻类。此处所指为前者。

【译文】

鹿角菜五钱

用滚烫的开水浸泡一段时间，凉了之后就
形成胶状，用来刷鬓角，效果非常好。

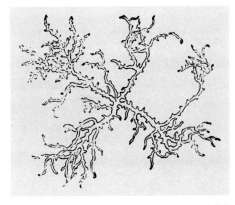

鹿角菜

【点评】

鹿角菜含有大量鹿角菜胶，市场上又俗称卡拉胶，为聚合物，易溶于热水，具有类似琼
脂的胶化力，故用来刷鬓角，效果非常好。

现代研究证实鹿角菜含有丰富的氨基酸，纤维素及多种微量元素，是一种唯独不含砷的
纯天然绿色食品。

生长在高山积雪中的鹿角菜，不怕严寒，不腐烂变质，干菜用水浸泡后变新鲜翠绿，晶
莹剔透，具有很强的离子交换功能和吸附作用，能改善人体消化功能，对胃肠道疾病、糖尿
病有一定的食疗作用，有扶正祛邪之功效，久食可增强体质，防止男女肾气亏损、精力不佳以
及溃烂等病。

梳头发不落方

侧柏^①两片,如手指大　榧子肉^②三个　胡桃肉^③二个

上件,研细,擦头皮极验。或浸水掠头亦可。

【注释】

①侧柏:为柏科植物侧柏的枝梢及叶,性寒,味苦涩。具有凉血止血,生发乌发之功效。用于吐血,衄血,咯血,便血,崩漏不止,血热脱发,须发早白的治疗。

②榧(fěi)子:又名香榧、榧实、玉榧、玉山果、彼子,为红豆杉科植物榧的种子。榧子味甘、涩,性平。归大肠、胃、肺经。具有杀虫,消积,润燥的功效。主治:肠道寄生虫病,小儿疳积,肺燥咳嗽,肠燥便秘,痔疮等症。

③胡桃肉:味甘,性温。归肺、肾、大肠经。具有补肾助阳,补肺、温肺、止咳,润肠通便之功。善治肾虚腰疼,筋骨无力,肺虚或肺肾两虚之久咳、气喘及虚寒喘咳,津枯肠燥便秘。

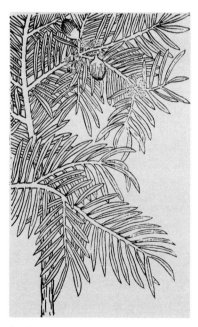

榧子肉

【译文】

侧柏两片,手指大　榧子肉三个　胡桃肉两个

将以上药物研成细末,涂擦头皮特别有效。或者将上药捣烂,在冷水中浸泡,每日蘸药水梳头若干次,也有良效。

【点评】

中医认为肾藏精,其华在发,而发为血之余,所以头发的生机在肾,营养在血。发易脱落,究其原因,

或因为肾虚毛发失荣，或因血热毛发失养，或因湿热生虫蚀发根。本方胡桃肉甘温质润，有补肾固精，荣发护发之功，唐代孟诜《食疗本草》中记述，核桃仁能"通经脉，润血脉，黑须发"。宋代《开宝本草》中记述，核桃仁能"润肌，黑须发"。明代大医药学家李时珍《本草纲目》记载，核桃能"补养气血"，"润肌黑发"。侧柏叶苦涩性寒，有凉血祛风，燥湿祛浊，生发乌发的功效，《日华子本草》记载能"黑润鬓发"。早在唐代《孙真人食忌》中就用侧柏叶研末，与麻油调涂头皮，治头发不生。榧子能"祛瘀生新"（《本草再新》），杀虫润燥。三药并用，有养发护发，令发不落的功效。

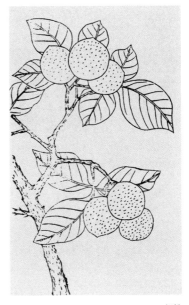

胡桃

生发方又名生秃乌云油方

秦椒① 白芷② 川芎③各一两 蔓荆子④ 零陵香⑤ 附子⑥各五钱

上，各生用，锉碎，绢袋盛，清香油浸三七日，取油，日三度擦无发处，切勿令油滴白肉上。

【注释】

①秦椒：别名有山椒、椒、蜀椒等。味辛，气温，大热，阳中之阳，有毒。入心、脾、肾之经。具有除心腹疼痛及寒温痹疼，杀鬼疰蛊毒并虫鱼毒蛇，除皮肤骨节死肌之功。主治：伤寒温疟，退两目翳膜，驱六腑沉寒，坚齿发，暖腰膝，尤缩小便，治噫气，消水肿、

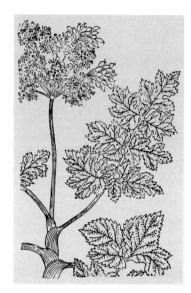

白芷

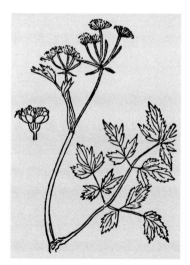

川芎

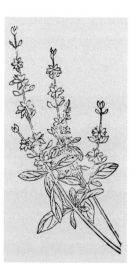

零陵香

黄胆，止肠癖、痢红。

②白芷（zhǐ）：也叫"辟芷"。多年生草本植物，根粗大，中医以其根入药。性温，味辛。具有祛风湿，活血排脓，生肌止痛之功。用于治疗头痛，牙痛，鼻渊，肠风痔漏，赤白带下，痈疽疮疡，皮肤瘙痒等。

③川芎（xiōng）：味辛，性温。归肝、胆、心包经。活血行气，祛风止痛。用于正头风头痛，癥瘕腹痛，胸胁刺痛，跌扑肿痛，头痛，风湿痹痛的治疗。

④蔓荆子：味辛、苦，性微寒。归膀胱、肝、胃经。具有疏散风热，清利头目之功。用于风热感冒头痛，齿龈肿痛，目赤多泪，目暗不明，头晕目眩的治疗。

⑤零陵香：零陵香之名始载于宋代掌禹锡、林亿、苏颂等编著《嘉祐本草》，即《名医别录》之薰草。宋代苏颂等编撰《图经本草》载："零陵香，今湖、岭诸州皆有之，多生下湿地。叶如麻，两两相对，茎方气如蘼芜，常于七月中旬开花，至香，古所谓薰草也，或云，薰草亦此也。"在中国古代零陵香很早就被当作香料使用了，它的香味充满了回忆味道，闻起

来就好像置身于艳阳天下的花香田野。

⑥附子：为毛茛科植物乌头的子根的加工品，主产于四川、湖北、湖南等地。六月下旬至八月上旬采挖，除去母根、须根及泥沙，习称"泥附子"。加工炮制为盐附子、黑附子（黑顺片）、白附片、淡附片、炮附片等。味辛、甘，性大热，有毒。归心、肾、脾经。具有回阳救逆，补火助阳，散寒止痛之功，"为回阳救逆第一品药"。主要用于阴盛格阳，大汗亡阳，吐泻厥逆，肢冷脉微，心腹冷痛，冷痢，脚气水肿，风寒湿痹，阳痿，宫冷，虚寒吐泻，阴寒水肿，阳虚外感，阴疽疮疡以及一切沉寒痼冷之疾。

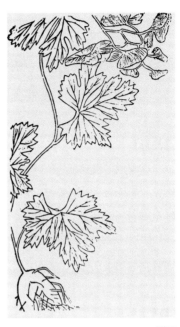

附子

【译文】

秦椒　白芷　川芎_{各一两}　蔓荆子　零陵香　附子_{各五钱}

以上每味药生用，锉碎，用绢袋盛，用清香油浸泡三至七天，用油擦没有头发的地方，一天擦三次，但一定不要让油滴在发际线以外的面部皮肤上。

【点评】

本方秦椒温肾通脉以助血运，明代陈嘉谟撰《本草蒙筌》谓能"坚齿发"，"久服黑发耐老"。蔓荆子祛风生发，《名医别录》载其"令人光泽脂致，长须发"，历代生发方多用。川芎能上达头巅，外彻皮毛，有祛风活血，促进头发生长之效。白芷助蔓荆子祛风生发，附子协秦椒温肾通脉活血。零陵香具浓烈香气，使秀发香气馥郁。古代称美女的头发为"云鬓"、"乌云"，因本方有生发黑发香发的功效，故又称生秃乌云油方。

常用长发药

乱发^①净洗,晒干

以油煎令焦,就铛内细研如膏^②,搽头长发。

【注释】

①乱发:又名血余、人退。味苦,性微温,无毒。主治:鼻血不止,肺疽吐血,诸窍出血,小便尿血,血淋苦痛,大便泻血,月经不通,黄疸尿赤,大小便闭,下疳湿疮。乱发炮制成药称为血余炭。其药性苦涩微温。有止血消瘀,利尿生肌之功效。主治:衄血、血淋、便血、咯血、崩漏等多种出血;外用可熬膏止血生肌,治创伤出血或溃疡不敛,吹鼻内可止衄血。

②铛(chēng):平底锅。

【译文】

乱发洗干净,晒干

用油将乱发煎焦,在平底锅内研碎像膏一样,搽在头发上可以长头发。

又法

凡妇人发秃,酒浸汉椒搽发^①,自然长。

【注释】

①汉椒:蜀椒的别名。见明代李时珍《本草纲目·果三·蜀椒》。

【译文】

凡是女人出现秃顶,把汉椒浸泡在酒中一段时间,然后搽在头发上,可自然长出头发。

【点评】

现代医学认为脱发可分为暂时性和永久性两类。暂时性脱发，多由于各种原因使毛囊血液供应减少，或局部神经调节功能障碍，以致毛囊营养不良而脱发，但此种脱发经治疗后可新发再生，恢复原状。永久性脱发，系各种原因造成毛囊结构破坏，新发不能再生。为预防脱发，当注意饮食调养，多食绿色蔬菜和薯类、豆类，忌食辛辣、肥甘食物；保持精神舒畅和充足的睡眠，劳逸结合，避免精神抑郁或过度紧张；常梳洗头发，常做头部保健按摩等。

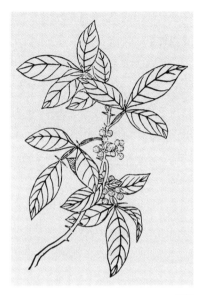

秦椒

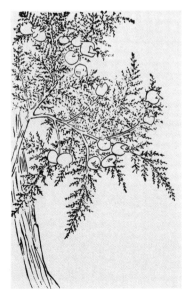

侧柏

治女人发少方

侧柏叶①不拘多少

阴干为末，加油涂之，其发骤生且黑。

【注释】

①侧柏：为柏科植物，其叶性寒，味苦涩。详见"梳头发不落方"注释。

【译文】

侧柏叶不限多少

将侧柏叶阴干研成末，与麻油调和，摩涂头上，很快就会长出头发，并且头发很黑。

【点评】

本方适宜于血热生风的头发脱落。侧柏叶寒凉入血而祛风，有生乌发之效，《日华子本草》记载能"黑润鬓发"，《本草求真》谓其"汁染须发最佳"。麻油甘凉，有润燥解毒，益阴补血之功，《名医别录》谓其"生者摩……生秃发。"清代黄元御撰《玉楸药解》称其能"杀虫，生秃发"。二合调和涂摩脱发处，有生发黑发之效。现代有用鲜侧柏叶25至35克，浸泡于60%～75%酒精100毫升中，7天后滤出备用。用时将药液涂擦脱发处，每日3至4次，治疗秃发有效。

又验方

羊屎①不拘多少

取以纳鲫鱼腹中，瓦罐固济，烧灰，和香油涂发，数日发生且黑，其效。

【注释】

①羊屎：味苦，性平，无毒。主治心气疼痛、时疾阴肿、疔疮恶肿、瘰疬已破等证。

【译文】

羊屎不限多少

把羊屎放在鲫鱼肚子里，然后放到瓦罐里封好，烧成灰，和上香油涂头发，几天后就会长出头发并且很黑，非常有效。

【点评】

能有一头乌黑茂密的毛发是每个女人的心愿，毛发的生长与很多因素息息相关。从中医角度看，人体是一个有机整体，毛发是其中的一部分，气、血、精液是毛发生长的物质基础，肾、肺、脾等脏腑功能失调会影响毛发的正常生长。此外，毛发的生长与季节有关，春夏生长旺盛，秋冬生长较慢。毛发稀少与肾经亏虚、肺气不足、脾失健运等多方面因素有关，笔者认为如上两方所谈仅侧柏叶或羊屎很难达到一些秃发的生发功效。

治女人发短方

东行枣根^①三尺
横安甑上蒸之^②，两头汁出，用敷发，妙。

【注释】

①东行枣根：指酸枣树东部的根，温肾，可以用来洗头发，使头发既长又黑，还有美容、防癌作用。

②甑（zèng）：古代蒸饭的一种瓦器，类于现代的蒸锅。

【译文】

东行枣根三尺

横着放在甑上蒸，两头就会有汁液流出，用来敷在头发上，很有效果。

【点评】

本方出自宋代官修方书《太平圣惠方》，后为清代宫廷用为生发护发秘方。枣根甘平无毒，有清热凉血，通脉行血之功，所以此方当适宜于血热瘀滞、头发失养的头发不生之症。

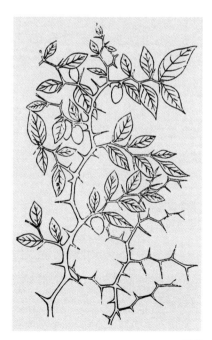

酸枣

治女人鬓秃再生绿云方①

腊月猪脂②二两　　生铁末③一两

先以醋泔清净洗秃处④，以生布揩令大热，却用猪脂细研入生铁末，煮沸二三度，敷之，即生。柏叶汤洗，亦妙。

【注释】

①绿云：形容密而且高高耸起如云的头发，一般用以形容年轻女子的黑发。

②猪脂：俗称猪油。有皮下脂肪和内脏脂肪两种。前者质软，后者质硬。猪脂为猪科动物猪脂肪熬炼而成。色白，呈油膏状。猪脂性寒，味甘。每100克猪脂含脂肪99.6克，糖类0.2克，维生素A有27微克，维生素B_1有0.02毫克，维生素B_2有0.03毫克，维生素E有5.2毫克，并含少量油酸。猪脂主要为食用，也可制皂。可补虚，润燥，解毒。主治：脏腑枯涩，大便不利，燥咳，皮肤皲裂。

③生铁末：又名生铁落，为生铁煅至红赤，外层氧化时被锤落的铁屑。取煅铁时打下之铁落，去其煤土杂质，洗净，晒干。或煅后醋淬用。味辛，性凉。归肝、心经。具有平肝镇惊之功。主要用于治疗：癫狂，易惊善怒，失眠，疮疡肿毒，关节酸痛，扭伤疼痛。

④泔（gān）：淘米水。

【译文】

腊月猪脂二两　　生铁末一两

先用醋和淘米水把秃鬓角洗干净，用未使用过的干净布擦至皮肤发热，把生铁末加到猪脂里研细，煮沸两三次，敷到鬓角处，就会长出头发。用柏叶汤洗，也很有效。

【点评】

现代药理研究证实，生铁落主含四氧化三铁，或名磁性氧化铁。铁落经火煅醋淬后，变成醋酸铁，易于吸收，且能促进红细胞的新生和增加血红素的数值，有补血作用，而"发为血之余"，故通过补血而令发生。

止发落方

桑白皮^①
剉碎^②，水煮，沐发即不落。

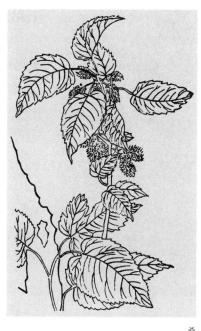

桑

【注释】

①桑白皮：为桑科植物桑的根皮。味甘，性
寒。入肺经。具有泻肺平喘，利水消肿之功。用于
肺热咳喘，面目浮肿，小便不利等症。

②剉（cuò）：用锉刀磨平、磨光、切断。

【译文】

桑白皮

把桑白皮锉碎，加入水中煮，用以洗头发就不
再掉发了。

脱发方

以猴姜浸水擦之^①。

【注释】

①猴姜：即骨碎补。用于肾虚腰痛，耳鸣耳聋，牙齿松动，跌扑闪挫，筋骨损伤。外
治斑秃，白癜风。

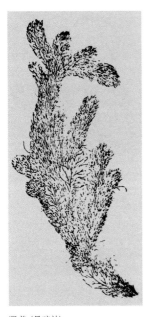

猴姜（骨碎补）

【译文】

用猴姜蘸水擦头皮。

【点评】

脱发是指头发脱落的现象。正常脱落的头发都是处于退行期及休止期的毛发，由于进入退行期与新进入生长期的毛发不断处于动态平衡，故能维持正常数量的头发，以上就是正常的生理性脱发。病理性脱发是指头发异常或过度的脱落，其原因很多。脱发症状在外表，根源在内里，即是内病外现。导致脱发的主要原因是，人体血液内的热毒排不出来，从而使人体出现某些病症。表现在头发上就是：毛囊萎缩，头发脱落，易断，油多无弹性，较为严重的情况是普脱、全脱。具体的脱发可以分为以下几类：神经性脱发、内分泌脱发、营养性脱发、物理性脱发、化学性脱发、感染性脱发、症状性脱发、先天性脱发、免疫性脱发、季节性脱发等。

脱发的中医说法——肝肾不足、发不养血、发为血之余，主要方法是生血补血。本方用骨碎补既能补肾以固生发之本，又能活血以生发护发，所以经常用它蘸水擦头皮，可治脱发。现代杂志《福建中草药》载治斑秃方，以鲜骨碎补15克，斑蝥5只，烧酒90克，浸12天后，滤取药液，涂擦患处，日2至3次。

又方

以生姜浸油内^①，不时擦，即出。

【注释】

①生姜：味辛，微温。主治：伤寒头痛，鼻塞，咳逆上气，止呕吐。又，生姜，微温，辛，归五脏。去淡，下气，止呕吐，除风邪寒热。久服小志少智，伤心气。

【译文】

把生姜浸泡在油里，不时地擦头发就可以了。

治妇人蒜发方

干柿子①大者五个，滚煎茅香汤煮，令葩② 枸杞子③酒浸，焙干碾细④

上件，合和捣研为末，丸如梧桐子大。每日空心及夜卧时煎茅香汤，下五十丸，神妙。

【注释】

①干柿子：性寒，味甘涩。润肺，涩肠，止血。适宜各种出血之人食用，诸如吐血，咳血，咯血，痰中带血，小便出血，肠风痔疮便血，肛裂出血均宜。同时适宜高血压之人食用。

②葩（pā）：开花。

③枸杞子：味甘，性平。归肝、肾、肺经。具有养肝，滋肾，润肺之功。主治：肝肾亏虚，头晕目眩，目视不清，腰膝酸软，阳痿遗精，虚劳咳嗽，消渴引饮。

④焙（bèi）干：利用瓦片、砂锅等容器，用小

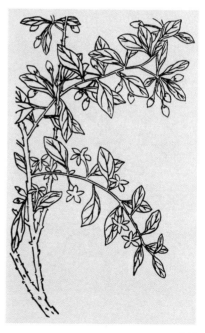

枸杞

火使药材去除潮气而不失去药效的一种烘干方法。

【译文】

干柿子大的五个，用煮沸的茅香汤煮至开花　枸杞子用酒浸泡，焙干碾细

以上药物混和在一起，捣碎研成细末，做成梧桐子大小的药丸。每天空腹及晚上睡觉前煎茅香汤，吃下五十丸，特别有效。

【点评】

现代药理研究证实枸杞子可调节机体免疫功能，能有效抑制肿瘤生长和细胞突变，具有延缓衰老，抗脂肪肝，调节血脂和血糖，促进造血功能等方面的作用。

除头上白屑方

侧柏叶三片　胡桃七个　诃子①五个　消梨②一个

上，同捣烂，用井花水浸片时③，搽头，永不生屑。

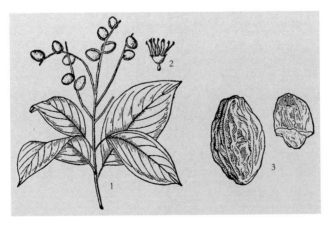

诃子
1.果枝　2.花　3.诃子药材

【注释】

①诃（hē）子：又名诃黎勒、诃黎、诃梨、随风子。为清凉解毒中药，主治：久泻，久痢，脱肛，喘咳痰嗽，久咳失音。据明代缪希雍撰《本草经疏》载：诃黎勒其味苦涩，其气温而无毒。苦所以泄，涩所以收，温所以通，惟敛故能主

冷气，心腹胀满；惟温故下食。

②消梨：清代（康熙）《重纂靖远卫志》载："香水梨，即消梨也。他处不多见，深秋成熟，咀嚼无渣，至冬春间冻释成汁，天然甘美，诚珍品也。"生梨性寒，味甘，有润肺止咳，滋阴清热的功效。明代李时珍《本草纲目》记载，梨者，利也，其性下行流利。药用能治风热，润肺，凉心，消痰，降火，解毒。

③井花水：古人将清晨时首次打上来的水，称为井花水，认为其天一真精之气浮结于水面，可以用来煎取补阴的药物。还可以用来煎煮治疗痰火、调理气血的药物。

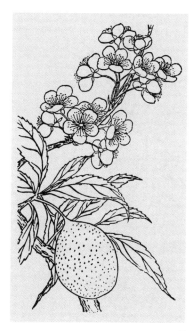

梨

【译文】

侧柏叶三片　胡桃七个　诃子五个　消梨一个

以上药物，共同捣烂，用井花水浸泡一会儿，搓头上，永远不再有头皮屑。

【点评】

本方具有清热凉血，润燥止痒之功，适用于青壮年体实血热所致的头发白屑增多的人，以及伴有皮肤干燥灼热者。

现代医学研究证明，梨确有润肺清燥、止咳化痰、养血生肌的作用。因此对急性气管炎和上呼吸道感染的患者出现咽喉干、痒、痛、音哑、痰稠、便秘、尿赤均有良效。梨又有降低血压和养阴清热的效果，所以高血压、肝炎、肝硬化病人常吃梨有好处。梨可以生吃，也可以蒸，还可以做成汤和羹。但是梨性寒，一次不宜多吃。尤其脾胃虚寒、腹部冷痛和血虚者，不可以多吃。

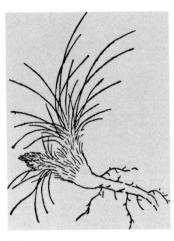

甘松

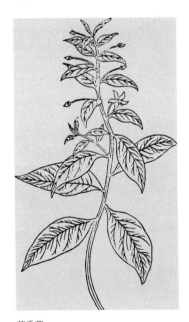

苓香草

洗发香润方

白芷^①三钱　甘松^②三钱　山柰^③三钱　苓香草^④三钱

上，共煎水洗发，每月三次，好。

【注释】

①白芷(zhǐ)：也叫"辟芷"。多年生草本植物，根粗大，中医以其根入药。详见"生发方"注释。

②甘松：又名香松、甘松香。味辛、甘、性温。归脾、胃经。具有行气止痛，开郁醒脾之功；外用祛湿消肿。用于中焦寒凝气滞，脾胃不和，食欲不振，呕吐；外用治牙痛。宽叶甘松挥发油有微弱的抗菌、祛风及解痉作用，对皮肤、黏膜无局部刺激性。

③山柰(nài)：又名沙姜、三柰。味辛、性温。具有温中散寒、理气止痛的功效。

④苓香草：又名香草、佩兰、排草等。味辛甘，性温。具散风寒、辟秽功效，治时邪感冒头痛，上气腰痛，胸闷腹胀，遗精，蛔虫病等。

【译文】

白芷三钱　甘松三钱　山柰三钱　苓香草三钱

以上药物，用水煎后洗头发，每个月三次就能使头发香溢四方，效果很好。

【点评】

白芷具有祛风解表，散寒止痛，除湿通窍，消肿排脓之功。可改善人体微循环，促进皮肤新陈代谢，消除色素在组织中过度堆积，去除面部色斑瘢痕，治疗皮肤疱痍疥癣等。《神农本草经》指出白芷："长肌肤，润泽颜色，可作面脂。"无论是"千金面脂方"，或是慈禧太后的驻颜宫廷秘方"玉容散"，白芷都是制作面脂的主药。称其可去面部黑斑。现代医学证明白芷对痤疮、黑头、粉刺都有一定的疗效，在美白祛斑，改善微循环，延缓皮肤衰老方面都有独特的疗效。

洗头方散

白芷　川芎①　百药煎②　五倍子③　甘松　薄荷④　草乌⑤　藿香⑥ 茅香⑦各等分

共为末，干掺擦头，三五日篦之⑧；或为丸，吊在身或头上，皆香。

【注释】

①川芎（xiōng）：原名芎䓖。常用于活血行气，祛风止痛。详见"生发方"注释。

②百药煎：为五倍子同茶叶等经发酵制成的块状物。具有润肺化痰，生津止渴之功。治久咳痰多，咽痛，便血，久痢脱肛，口疮，牙疳，痈肿疮疡。明代陈嘉谟撰《本草蒙荃》："治肺胀喘咳不休。"明代李梴编著《医学入门》也认为其可以："润肺治嗽，化痰，止渴。疗肠风下血，为末糁诸疮，干水敛口。"明代李

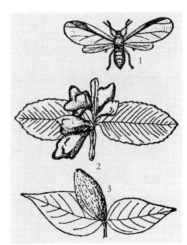

五倍子
1.角倍蚜成虫
2.寄生在叶上的五倍子（角倍）
3.寄生在叶上的五倍子（肚倍）

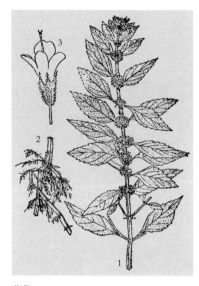

薄荷
1.花枝　2　根茎及根　3.花

时珍《本草纲目》也说："清肺化痰，定嗽解热，生津止渴，收湿消酒。止下血，久痢，脱肛，牙齿宣匿，面鼻疳蚀，口舌糜烂，风湿诸疮。"

③五倍子：为棉蚜科动物五倍蚜寄生于漆树科植物盐肤木或同属植物青麸杨或红麸杨等叶上的虫瘿。味酸、涩，性寒。归肺、大肠、肾经。具有敛肺，止汗，涩肠，固精，止血，解毒之功。主治：肺虚久咳，自汗盗汗，久痢久泻，脱肛，遗精，白浊，各种出血，痈肿疮疖。

④薄荷：味辛，性凉。归肺、肝经。具有散风热，清头目，利咽，透疹，疏肝解郁之功。主治：风热表证，咳嗽，头痛，目赤，咽喉肿痛，麻疹水透，瘾疹瘙痒，肝郁胁痛。外用治疮疡肿痛，风热牙痛，口腔糜烂，口臭等症。

⑤草乌：为毛莨科、乌头属多年生草本植物。味辛，性热，有毒。入肝、脾、肺经。具有搜风胜湿，散寒止痛，开痰，消肿之功。主治：风寒湿痹，中风瘫痪，破伤风，头风，脘腹冷痛，痰癖，气块，冷痢，喉痹，痈疽，疔疮，瘰疬。

⑥藿香：为唇形科多年生草本植物，味辛，性微温。归肺、脾、胃经。具有祛暑解表，化湿和胃之功。

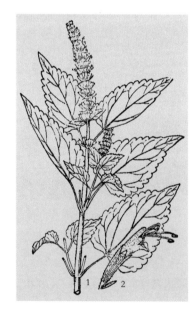

藿香
1.花枝　2.花

用于夏令感冒，寒热头痛，胸脘痞闷，呕吐泄泻，妊娠呕吐，鼻渊，手足癣。

⑦茅香：为茅香根状茎干燥所成。具香气，味甘，性寒。具有凉血，止血，清热利尿之功。用于吐血，尿血，急、慢性肾炎浮肿，热淋。

⑧篦（bì）：本指一种齿比梳子密的梳头用具，此指以篦子梳。

【译文】

白芷　川芎　百药煎　五倍子　甘松　薄荷　草乌　藿香　茅香_{各等分}

以上药物，共同研成末，擦在头皮上，三五天后用篦子梳头；或者做成丸剂，吊在身上或头上，都很香。

洗头方

胡饼^①　菖蒲^②　揬子皮^③　皂角^④

上，同槌碎，浆水调团如球子大，每用炮汤洗头，去风，清头目。

【注释】

①胡饼：即馕。馕在新疆的历史悠久，古代称为"胡饼"、"炉饼"。馕以面粉为主要原料，多为发酵的面，但不放碱而放少许盐，其制作类于中原地区的烧饼。

②菖蒲：味辛、苦，性温。归心、胃经。具有辟秽开窍，宣气逐痰，解毒，杀虫之功。主治：癫狂，惊痫，痰厥昏迷，风寒湿痹，噤口毒痢，外敷痈疽疥癣。

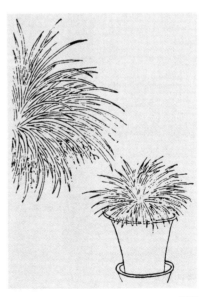

菖蒲

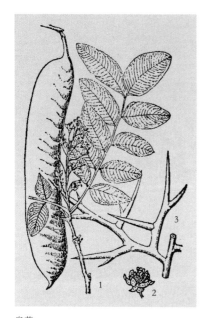

皂荚
1.花枝及果实　2.花　3.棘刺

③撺子皮：不详。

④皂角：又名皂荚，为豆科植物皂荚树的果实。味辛、咸，性温，有毒。归肺、大肠经。具有祛痰止咳，开窍通闭，祛风杀虫，去垢润肤，牢牙乌须之功。

【译文】

胡饼　菖蒲　撺子皮　皂角

将以上药物槌碎，用水调成如球大的团，经常用来煎汤洗头，能够去风，清头目。

【点评】

自古以来皂角就经常被用来去垢腻、洗发去屑，其中不乏一定道理。现代药理研究证实皂角有抑菌作用，可以有效杀除头皮上的真菌，有效抑制头皮屑滋生，大多数去屑洗发水都含有皂角成分。此外，皂角局部刺激的作用也同样对头皮血液循环有很大的促进，因此对于头发健康生长、防脱发也有一定的作用。

干洗头去垢方

藁本①　白芷②各等分
上，为末，夜擦头上，次早梳，自去。

【注释】

①藁（gǎo）本：味辛，性温。归膀胱经。具有祛风，散寒，除湿，止痛之功。用于风

寒感冒, 巅顶疼痛, 风湿肢节痹痛。

②白芷 (zhǐ): 也叫辟芷。多年生草本植物, 根粗大, 中医以其根入药。详见"生发方又名生秃乌云油方"注释。

【译文】

藁本　白芷各等分

把以上药物研成末, 晚上擦在头上, 第二天早上梳头, 头皮垢自然就去了。

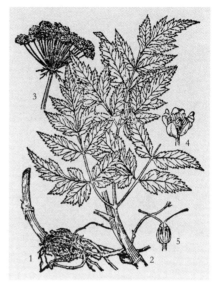

藁本
1.根　2.叶　3.花序　4.花　5.果实

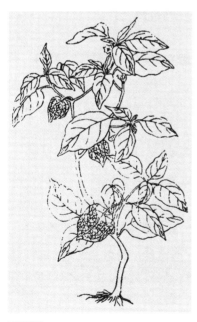

王不留行

醒头方

王不留行①　板柏叶　贯众②　甘松
薄荷　芎藭③
上, 为细末, 掺之。

【注释】

①王不留行: 此指石竹科植物麦蓝菜的成熟种子。味苦, 性平。归肝、胃经。具有活血通经, 下乳消痈, 利尿通淋之功。主治: 血瘀经闭, 痛经, 难产;

23

头发部附眉

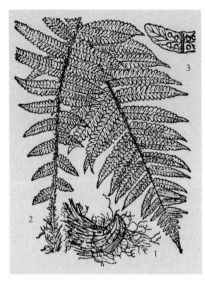

粗茎鳞毛蕨（贯众）
1.根茎　2.叶　3.羽片一部分示孢子囊群

产后乳汁不下，乳痈肿痛；热淋，血淋，石淋。

②贯众：为鳞毛蕨科植物两色鳞毛蕨的根茎。味辛，性凉。归肝、肾经。功能：清热解毒，凉血止血，杀蛔、绦、蛲虫。

③芎（xiōng）䓖：即川芎。味辛，性温。归肝、胆、心包经。具有活血行气，祛风止痛之功。

【译文】

王不留行　板柏叶　贯众　甘松　薄荷　芎䓖

以上药物碾成细末，擦在头上。

醒头香

白芷　零陵香①　滑石②　甘松
荆芥③　防风④　川芎　木樨⑤

上，为细末，掺在发上，略停片时，梳篦为妙。此药去风，清头目，亦能令人香。

【注释】

①零陵香：又名熏草、燕草、蕙草、铃铃香、铃子香等。详见"生发方"注。

②滑石：味甘、淡，性寒。归膀胱、肺、胃经。具有利尿通淋，清热解暑，祛湿敛疮之功。用于热淋，石淋，尿热涩痛，暑湿烦渴，湿热水泻；外治湿疹，湿疮，痱子。

③荆芥：味辛，性微温。归肺、肝经。具有解表散风，透疹，消疮，止血之功。用于感冒，麻疹透发不畅，便血、崩漏、鼻衄的治疗。

④防风：味辛、甘，性微温。归膀胱、肝、脾经。具有祛风解表，胜湿止痛，止痉定搐

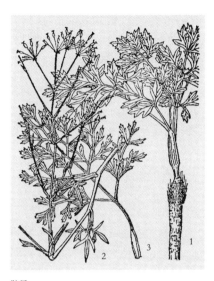

防风
1~2.植物全形　3.叶

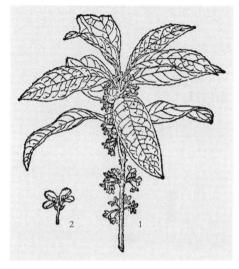

木犀
1.花枝　2.花

之功。用于外感表证，风疹瘙痒，风湿痹痛，破伤风的治疗。

⑤木樨（xī）：又作木犀，即桂花，属木樨科常绿灌木或乔木。味辛，有化痰、止咳、生津、止牙痛等功效。

【译文】

白芷　零陵香　滑石　甘松　荆芥　防风　川芎　木樨

将以上药物研成细末，擦在头发上，稍微停一会儿，用篦子梳比较好。这个药方能够去风，清头目，也能使人飘香四溢。

桂花香油

桂花①初开者，二两

香油一斤^②，浸有嘴磁瓶中，油纸密包，滚汤锅内煮半晌^③，取起固封，每日从嘴中泻出搽发，久而愈香，少勾黄蜡^④，入油胭脂亦妙。

【注释】

①桂花：味辛，性温。具有散寒破结，化痰止咳之功。用于牙痛，咳喘痰多，经闭腹痛的治疗。

②香油：又称"麻油"，是从芝麻中提炼出来的，具有特别香味，故称为香油。

③半晌(shǎng)：好大一会儿。

④黄蜡：蜜蜡的别名。多为不规则的块状，大小不一，全体呈黄色或黄棕色，不透明或微透明。体轻，能浮于水面，冷时质软脆，用手搓捏，能软化。有蜂蜜样香气，嚼之细腻而粘。以色黄、纯净、质较软而有油腻感、显蜂蜜样香气者为佳。味甘淡，性平。功能：解毒，生肌，定痛。主治：急心痛，下痢脓血，久泻不止，胎动下血，疮痈内攻，久溃不敛，水火烫伤。

【译文】

桂花_{初开者，二两}

把桂花和一斤香油浸泡在有嘴的瓷瓶中，用油纸密封包好，在滚汤锅里煮半天，取出封口，每天从瓶嘴倒出搽在头发上，时间长了就会越来越香，少兑点黄腊，加入油胭脂效果更好。

【点评】

芝麻有黑、白二种，食用以白芝麻为好，药用以黑芝麻较好。芝麻自古以来就被称为长寿不老的高级食品，它的茎、叶、荚壳、花都可以做药。维生素E是芝麻的主要成分，被人们称为防止衰老的维生素，它对改善血液循环、促进新陈代谢有很好的效果。

芝麻有补血、生津、养发、润肠、通乳等功效，适用于身体虚弱、贫血萎黄、头发早白、大便燥结、头晕耳鸣等症状。

茉莉香油人名罗衾夜夜香①

茉莉花②新开者,二两

香油浸,收制法与桂花油同,不蒸亦可,但不如桂花香久。

【注释】

①罗衾(qīn):绸被子。

②茉莉花:具有理气和中,开郁辟秽之功。主治:下痢腹痛,目赤肿痛,疮疡肿毒等病症。

【译文】

茉莉花新开的,二两

用香油浸泡,收制方法和桂花油相同,不蒸也可以,但不如桂花保留香味的时间长久。

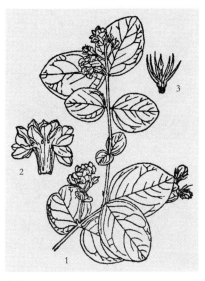

茉莉
1.花枝 2.重瓣花冠 3.雌蕊

百合香油

冰片①一钱　桂花一两　茉莉一两　檀香②二两　零陵香五钱　丁香③三钱

香油二斤,制法同前。冰片待蒸后方下,一搽经月犹香。

【注释】

①冰片:味辛、苦,性凉。入心、肺经。具有通诸窍,散郁火,去翳明目,消肿止痛之功。主治:中风口噤,热病神昏,惊痫痰迷,气闭耳聋,喉痹,口疮,中耳炎,痈肿,痔疮,目亦翳膜,蛲虫病。

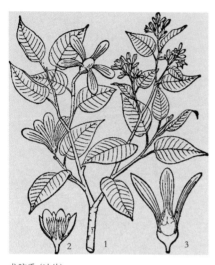

龙脑香 (冰片)
1.花果枝　2.花的解剖　3.果实的纵切面

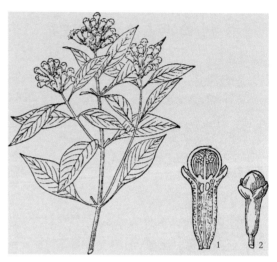

丁香

丁香药材
1.花蕾纵切面　2.花蕾

　　②檀香：为檀香科檀香属植物檀香树干的心材。味辛，性温。具有理气、和胃之功。用于脘腹疼痛、噎膈、呕吐的治疗。

　　③丁香：味辛，性温。具有温中、暖肾、降逆之功。主治：呃逆，呕吐，反胃，痢疾，心腹冷痛，疝癣，疝气，癣症。

【译文】

　　冰片一钱　桂花一两　茉莉一两　檀香二两　零陵香五钱　丁香三钱

　　准备两斤香油，制作方法同前面的方子。开始蒸以后再下冰片，搽上以后过一个月还会芳香。

搽头竹油方

　　每香油一斤，枣枝一根，锉碎^①，新竹片一根，截作小片，不拘多少，用荷叶四两入油同煎^②，至一半，去前物，加百药煎四两与油^③。再熬，入香物一二味，依法搽之。

【注释】

　　①锉（cuò）：用锉刀磨平、磨光、切断。

　　②荷叶：为睡莲科植物莲的叶，味苦涩，性平。入心、肝、脾经。具有清热解暑，升发清阳，凉血止血之功。用于暑热烦渴、暑湿泄泻、脾虚泄泻、血热吐衄、便血崩漏的治疗。

　　③百药煎：为五倍子同茶叶等经发酵制成的块状物。具有润肺化痰，生津止渴之功。详见"洗头方散"注释。

【译文】

　　一斤香油，把一根枣枝锉碎，取一根新竹片截成小片，不限多少，加上四两荷叶倒上油一起煎，煎至半熟时捞出前面加入的东西，加上四两百药煎和油。再一起熬，加上一二味香物，搽到头上。

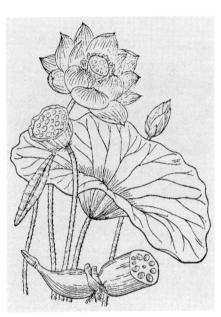

莲

黑发麝香油方

香油二斤　　柏油^①二两，另放　　诃子皮^②一两半　　没食子^③六个　　百药煎

三两　　五倍子④五钱　　酸榴皮⑥五钱　　真胆矾⑥一钱　　猪胆⑦二个，另放　　旱莲台⑧五钱，诸处有之，叶生一二尺高，小花如狗菊，折断有黑汁出，又名胡孙头

上件，为粗末，先将香油锅内熬数沸，然后将药下入油内，同熬少时，倾出油入罐子内盛贮，微温，入柏油搅，渐冷；入猪胆又搅，令极冷。入后药：

零陵香　　藿香叶　　香白芷　　甘松各三钱　　麝香⑤二钱

上，再搅匀，用厚纸封罐子口，每日早、午、晚四时各搅一次，仍封之。如此十日后，先晚洗头发净，次早发干搽之，不待数日，其发黑绀光泽、香滑⑩，永不染尘垢，更不须再洗，用后自见发黄者即黑。

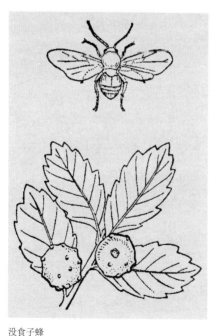

没食子蜂

【注释】

①柏油：明代李时珍著《本草纲目·木一·柏》〔附方〕引陆氏积德堂方："黄水湿疮：真柏油二两，香油二两，熬稠搽之，如神。"性平，具有除湿清热，解毒杀虫之功，主治疥癣，癞疮，秃疮，黄水疮，丹毒，赘疣等病。

②诃（hē）子皮：诃子的皮。诃子，又名诃黎勒、诃黎、诃梨、随风子。为清凉解毒中药。主治：久泻，久痢，脱肛，喘咳痰嗽，久咳失音。

③没食子：来源于没食子蜂科昆虫没食子蜂的幼虫，寄生于壳斗科植物没食子树幼枝上所产生的虫瘿。味苦，性温。入肺、脾、肾经。具有固气，涩精，敛肺，止血之功。主治：大肠虚滑，泻痢不止，便血，遗精，阴汗，咳嗽，咯血，

齿痛, 创伤出血, 疮疡久不收口。

④五倍子: 为棉蚜科动物五倍蚜寄生于漆树科植物盐肤木或同属植物青麸杨或红麸杨等叶上的虫瘿。详见"洗头方散"注释。

⑤酸榴皮: 味酸、涩, 性温, 有小毒。归大肠经。具有涩肠止泻, 止血, 驱虫之功。用于久泻, 久痢, 便血, 脱肛, 崩漏, 白带, 虫积腹痛。

⑥胆矾: 俗称蓝矾。具有催吐, 祛腐, 解毒功效。主治: 风痰壅塞, 喉痹, 癫痫, 牙疳, 口疮, 烂弦风眼, 痔疮, 肿毒, 但有一定的副作用。

⑦猪胆: 味苦, 性寒。入肝、胆、肺、大肠经。具有清热, 润燥, 解毒之功。主治: 热病里热燥渴, 便秘, 黄疸, 百日咳, 哮喘, 泄泻, 痢疾, 目赤, 喉痹, 聤耳, 痈肿疔疮。

⑧旱莲台: 又名胡孙(猢狲)头、墨头草、鳢肠等。味甘、酸, 性平, 无毒。有收敛、止血、补肝肾功效。"汁涂眉发, 生速而繁", 有催生毛发的功能。

⑨麝香: 为雄麝的肚脐和生殖器之间的腺囊的分泌物, 干燥后呈颗粒状或块状, 有特殊的香气。味辛, 性温, 归心、脾经。具有开窍醒神, 活血通经, 止痛, 催产之功。

⑩黑绀(gàn): 黑里透红。

【译文】

香油二斤　柏油二两, 另放　诃子皮一两半　没食子六个　百药煎三两　五倍子五钱　酸榴皮五钱　真胆矾一钱　猪胆二个, 另放　旱莲台五钱, 到处都有, 叶片有一二尺高, 小花像狗菊一样, 折断有黑汁流出, 又名胡孙头

将以上药物研成粗末, 先把香油在锅里熬沸几次, 然后把药下到油里, 一起熬一会, 倒出油放到罐

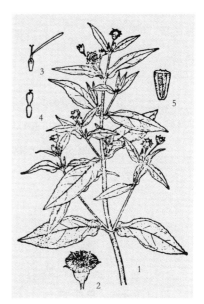

鳢肠
1.花枝　2.花序　3.舌状花　4.管状花　5.果实

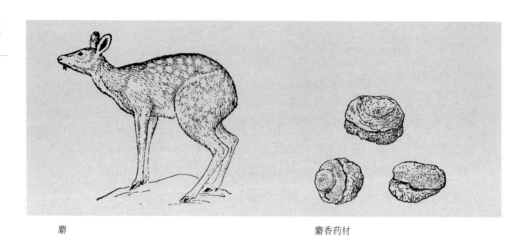

麝　　　　　　　　　　　　　　麝香药材

子盛贮，待到稍微温热时加入柏油搅动，慢慢冷却；再加入猪胆搅拌，等到冷却后加上下面的药：

　　零陵香　藿香叶　香白芷　甘松各三钱　麝香一钱

　　以上药物再搅匀，用厚纸封上罐子口，每天早、午、晚四时各搅拌一次，然后密封起来。这样反复十天后，晚上先把头发洗干净，第二天早上头发干后再搽药水，用不了几天，头发就会黑里透红、清香润滑，以后也不轻易染上尘垢，也不需要再洗，用上药水以后发现变黄的头发后来就会变黑。

生香长发油

　　乱发洗净，五两　　花椒①五钱　　零陵香二两　　菊花②一两

　　用香油一斤煎乱发令焦，研细如膏；再加香油一斤，同浸菊花等药，大能生发，黑而且长。

【注释】

①花椒：味辛，性温，有小毒。归脾、胃、肾经。具有温中止痛，杀虫止痒之功。用于脘腹冷痛，呕吐泄泻，虫积腹痛，蛔虫症；外用可治疗湿疹、瘙痒。

②菊花：味甘苦，性微寒。有散风清热、清肝明目和解毒消炎等作用。对口干、火旺、目涩，或由风、寒、湿引起的肢体疼痛、麻木的疾病均有一定的疗效。主治：感冒风热，头痛病等，并对眩晕、头痛、耳鸣有防治作用。

【译文】

乱发_{洗净，五两}　花椒五钱　零陵香二两　菊花一两

用一斤香油把乱发煎到发焦的程度，研成膏状；再加入一斤香油，和菊花等药物一起浸泡，能很快长出毛发，又黑又长。

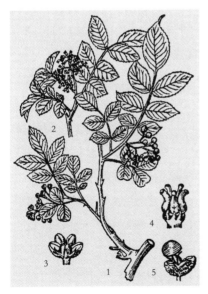

花椒
1.果枝　2.花枝　3.雄花　4.雌花　5.果实

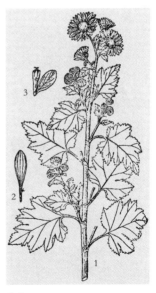

菊花
1.花枝　2.舌状花　3.管状花及鳞片

金主绿云油方

蔓荆子[1]　没食子　诃子肉　踯躅花[2]　白芷　沉香[3]　附子　卷柏[4]　覆盆子[5]　生地黄[6]　苓香草　莲子草[7]　芒硝[8]　丁皮[9]　防风

上件，等分，洗净晒干，细锉，炒黑色，以绵纸袋盛入罐内[10]。每用药三钱，香油半斤浸药，厚纸封七日。每遇梳头，净手蘸油摩顶心令热，后发窍，不十日秃者生发，赤者亦黑。妇人用，不秃者发黑如漆；若已秃者，旬日即生发。

【注释】

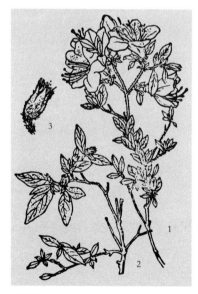

杜鹃花
1.花枝　2.果枝　3.果实

①蔓荆子：味辛、苦，性微寒。具有疏散风热，清利头目之功。用于风热感冒头痛，齿龈肿痛，目赤多泪，目暗不明，头晕目眩的治疗。

②踯躅 (zhí zhú) 花：又名映山红、满山红、山踯躅、红踯躅、山石榴等，属杜鹃花科。杜鹃花在我国南方多有野生，品种及类型很多。贵州省境内的高山杜鹃的原始林，树身高大，颇为壮观。人们栽培观赏的多为灌木状的杜鹃。踯躅花是杜鹃花的一种，但是踯躅花特指黄色的野生杜鹃，而通常栽培的杜鹃是没有黄色的（仅有白、红、粉、紫），这种黄色的杜鹃有毒，在山上放牧的羊误食它的花和叶后会踯躅蹒跚，步履不稳，故名"羊踯躅"。

③沉香：味辛、苦，性温。归脾、胃、肾、肺经。具有降气温中，暖肾纳气之功。主治：气逆喘息，呕

吐呃逆，脘腹胀痛，腰膝虚冷，大肠虚秘，小便气淋，男子精冷等症。

④卷柏：味辛，性平。入心、肝经。生用破血，炒用止血。生用治经闭，癥瘕，跌打损伤，腹痛，哮喘；炒炭用治吐血，便血，尿血，脱肛。

⑤覆盆子：味甘酸，性平。入肝、肾经。具有补肝肾，缩小便，助阳，固精，明目之功。主治：阳痿，遗精，溲数，遗溺，虚劳，目暗等症。

⑥生地黄：味甘苦，性凉。入心、肝、肾经。具有清热，生津，滋阴，养血之功。主治：阴虚发热，消渴，吐血，衄血，血崩，月经不调，胎动不安，阴伤便秘等症。

⑦莲子草：味微甘、淡，性凉。具有清热凉血，利湿消肿，拔毒止痒之功。用于痢疾，鼻衄，咯血，便血，尿道炎，咽炎，乳腺炎，小便不利；外用治疮疖肿毒，湿疹，皮炎，体癣，毒蛇咬伤。

⑧芒硝：味咸、苦，性寒。归胃、肺、脾、肾、小肠、三焦、大肠经。具有泻热通便，润燥软坚，清火消肿之功。用于实热便秘，大便燥结，积滞腹痛，肠痈肿痛；外治乳痈，痔

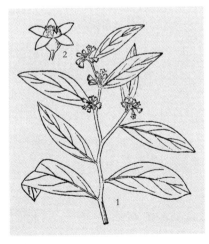

沉香
1.花枝　2.花

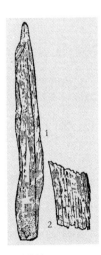

沉香药材
1.原块　2.磅片

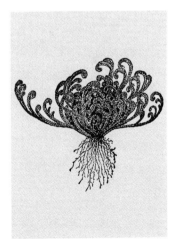

卷柏

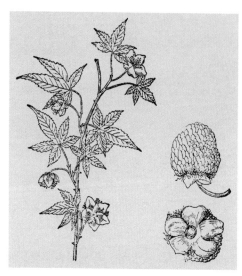

覆盆子　　　　　　　　覆盆子药材

疮肿痛。

⑨丁皮：味苦，性平，无毒。唐代陈藏器《本草拾遗》："主水痢，不问冷热，取皮煎令黑，服一升。"

⑩绵纸：一种用树木的韧皮纤维制成的纸。色白柔韧，纤维细长如绵，故称。

【译文】

蔓荆子　没食子　诃子肉　踯躅花　白芷　沉香　附子　卷柏　覆盆子　生地黄　苓香草　莲子草　芒硝　丁皮　防风

以上药物取相同分量洗干净晒干，锉细，炒成黑色，用绵纸袋盛到罐内。每次用三钱药，用半斤香油把药浸泡，再用厚纸密封七天。每次梳头的时候，把手洗干净蘸上油摩头囟令头皮发热，然后再摩后发窍，不出十天秃顶的地方就能生出毛发，红发的就会变黑。妇女用，不秃顶的女人用了之后头发黑得像油漆一样；如果已经有秃顶的，十天之后就会长出头发。

倒梳油方

鸡头子皮①　柿皮②　胡□③　石榴皮④　百药煎　马矢⑤即马粪　五倍子以上同浸油

上，等分为末，瓷合贮，埋马矢中七七日，入金丝矾少许⑥，以猪胆包指蘸捻之。

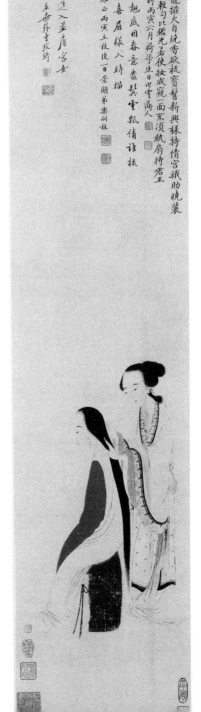

螓鬢連鬟下鬖枒薰籠擁火自烘香欲塸寶髻新興樣特倩宮娥助曉裝

雲搨鬖等身長膩滑勻比鑑光若使妝成觀一面不須紈扇待君王

萼庭六兄大人屬題時丙寅六月荷芰生日已雪漁兩人

晚起紅樓髻翠翹庭回春意盡葸雲飄倩誰梳

櫛靚妝揀臨鏡喜眉樣入時描

萼庭六兄大人雅正丙寅立秋後一日景湖弟樂嗣拉

昨日教坊新進入毐房宮女一與梳頭

壬戌外史張琦

改琦《宫娥梳髻图》

　　清晨晓妆，一宫娥披发而坐，另一宫娥正帮她梳头，从自题中可知是坐者尝试新的发式，正让别的宫娥帮忙。如瀑长发，凝结着女性多少情结和心思！

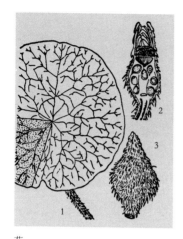

芡
1.叶　2.果实纵剖面　3.果实

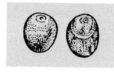

芡实药材

【注释】

①鸡头子：即芡实。味甘、涩，性平。归脾、肾经，具有益肾固精，补脾止泻，祛湿止带的功能。

②柿皮：味甘、涩，性寒。具有清热解毒之功，主治：贴疗疮，无名肿毒。

③胡□：原缺。

④石榴皮：味酸涩，性温，有毒。入大肠、肾经。具有涩肠，止血，驱虫之功。主治：久泻，久痢，便血，脱肛，滑精，崩漏，带下，虫积腹痛，疥癣等。

⑤马矢：即马粪。

⑥金丝矾：即黄矾。

【译文】

　鸡头子皮　柿皮　胡□　石榴皮　百药煎　马矢即马粪　五倍子以上同浸油

以上药物取等分碾成末，用瓷器装好，埋在马粪中七七四十九天，再加上一点金丝矾，用猪胆包好用手指蘸着捻。

掠头油水方

甘松①　青黛②　诃子　零陵香　白及③
上，为细末，绢袋盛浸油，或浸水用，亦妙。

【注释】

①甘松：又名香松、甘松香。具有行气止痛，开郁醒脾之功。外用祛湿消肿。详见"洗发香润方"注释。

②青黛：后原有"诃"字，据文意删。也称靛花。马蓝、木蓝、蓼蓝、菘蓝等茎、叶经传统工艺加工制成的粉末状物，性寒，味咸。有清热泻火，凉血解毒功能。主治：热毒发斑、吐血等症；外敷治疮疡，痄腮。

③白及：味苦、甘、涩，性微寒。归肺、肝、胃经。具有收敛止血，消肿生肌之功。用于咳血吐血，外伤出血，疮疡肿毒，皮肤皲裂，肺结核咳血，溃疡病出血。

【译文】

甘松　青黛　诃子　零陵香　白及

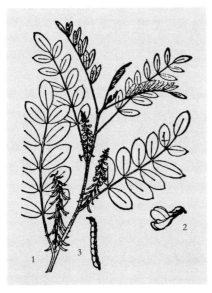

木蓝
1.花果枝　2.花　3.果实

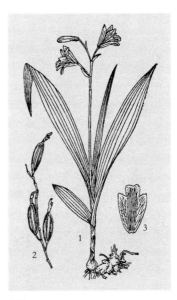

白及
1.植物全形　2.果序　3.唇瓣

以上药物碾成细末，用绢袋盛好浸泡在油中，或者浸泡在水里用，也很好。

浸油治头风并脱发

柏子仁①半斤　白芷　朴硝②各半两　诃子十个,炮　零陵香　紫草③　香附子各一两

上，为粗末，香油一斤，生铁器盛，逐日用之。

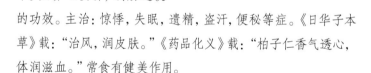

柏木
1.果枝　2.叶枝　3.种子

【注释】

①柏子仁：味甘，性平。具养心安神，润肠通便的功效。主治：惊悸，失眠，遗精，盗汗，便秘等症。《日华子本草》载："治风，润皮肤。"《药品化义》载："柏子仁香气透心，体润滋血。"常食有健美作用。

②朴硝：别名硫酸钠，芒硝。

③紫草：味甘、咸，性寒。归心、肝经。具有凉血，活血，解毒透疹之功。用于血热毒盛，斑疹紫黑，麻疹不透，疮疡，湿疹，水火烫伤等。

【译文】

柏子仁半斤　白芷　朴硝各半两　诃子十个,炮制　零陵香　紫草　香附子各一两

以上药物碾成粗末，加入一斤香油，用生铁器盛着，天天使

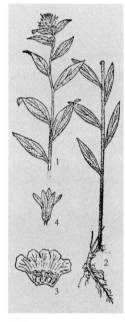

紫草
1.植株上部　2.植株下部及根
3.花冠剖开示雄蕊　4.花萼

用。

【点评】

　　头风，病证名，指头痛经久难愈者。明代方隅编集《医林绳墨·头痛》："浅而近者，名曰头痛；深而远者，名曰头风。头痛卒然而至，易于解散也；头风作止不常，愈后触感复发也。"头风多因患者素有痰火，风寒袭之则热郁而头痛经久难愈。头风痛在一侧者，名偏头风；两太阳连脑痛者，名夹脑风；头风而见头面多汗，恶寒者，名首风。头风此症病况特殊，有时隐隐作痛，时痛时好，有时畏风畏寒，风寒起，痛不可忍。清代沈金鳌撰《杂病源流犀烛·头痛源流》分析："自颈以上，耳目口鼻眉棱之间，有麻痹不仁之处，或头重，或头晕，或头皮顽

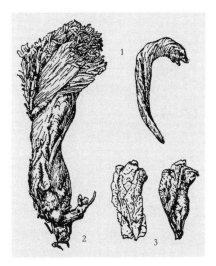

紫草药材
1.硬紫草　2.软紫草　3.滇紫草

厚，不自觉知，或口舌不仁，不知食味。或耳聋，或目痛，或眉棱上下掣痛，或鼻闻香极香，闻臭极臭，或只呵欠而作眩冒之状。热者消风散，冷者追风散。头风发时闷痛，必欲棉裹者，热郁也，用二陈汤加酒芩、荆芥、川芎、薄荷、石膏、细辛。"

治女人病后眉毛不生方

乌麻花[①]七月取

阴干为末，用生乌麻油敷之，即生。

【注释】

　　①乌麻花：味苦、辛，性温，有毒。具有祛风，活血，生发之功。主治：风病肢体麻

木，遍身瘙痒，妇女经闭。

【译文】

> 乌麻花七月取

> 将乌麻花阴干碾成末，用生乌麻油敷涂上就会长出眉毛。

【点评】

　　头发往往被看作是一个人的花冠。我国自古即以须发乌黑为健美，头发被赞之为"乌云"、"青丝"，它是青春和魅力的象征，也是健康的标志之一。因此，每一个人都希望自己有一头乌黑柔韧、飘逸而富有光泽的秀发，尤其是女性，这样会使其更加靓丽、妩媚。头发部记载了鬓秃、脱发、病后眉毛不生等影响美容的疾病的治疗方法。另外从预防保健出发，探讨了黑发光泽等美容方法，并使用药物以求得美容效果。

　　此篇所选方剂均为外用方。而毛发枯黄，或灰或白，不但有失美观，还表明身体状况欠佳，甚至为疾病和衰老的表象，俗话说"人老先从头上老"。一般来说，从童年开始，毛发越来越黑；到中年以后，头发渐渐花白，为生理现象。因此，通过头发的变化，可以推测其衰老的程度。美容专家认为，具有异常毛发色泽的年轻人，大多与营养缺乏或营养失衡有关。如黄发的产生，主要是血液中有酸性毒素的存在，而酸性毒素的来源主要与食甜品太多有关。如果有了黄发不加以抑制，又不补充毛发所缺乏的营养，黄发就会渐渐变白。因此，在使用此部分的方剂时还需要咨询专业医师以辨证施治。

香奁润色

面部

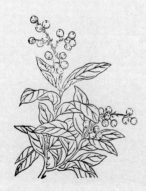

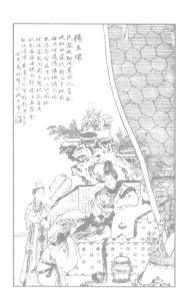

杨妃令面上生光方

蜜陀僧①如金色者一两

上，研绝细，用乳或蜜调如薄糊②，每夜略蒸带热敷面，次早洗去。半月之后面如玉镜生光，兼治渣鼻③。唐宫中第一方也，出《天宝遗事》④。

【注释】

①蜜陀僧：即密陀僧，为粗制氧化铅。味咸、辛，性平，有毒。有消肿杀虫，收敛防腐，坠痰镇惊功能。外用能收缩黏膜溃疡处血管，使分泌物减少，并有减轻炎症、保护溃疡面的作用。

②乳：可用牛乳或羊乳。

③渣鼻：即酒渣鼻。

④《天宝遗事》：即《开元天宝遗事》，五代时期后周王仁裕撰写。该书根据社会传闻，分别记述唐朝开元、天宝年间的逸闻遗事，内容以记述奇异物品，传说事迹为主。

【译文】

密陀僧如金色者一两

选用上佳密陀僧一两，研成极细之粉末，用牛乳或蜂蜜调和成稀薄糊状，每晚略蒸后，待温敷面，第二天晨起洗净。使用半月后面部即如玉镜般有光泽，并且兼治酒渣鼻。这是唐朝宫中使用的光泽面庞的第一方，出自《天宝遗事》一书。

【点评】

现代研究表明密佗僧膏2%浓度时在试管中对红色毛癣菌等多种真菌呈抑制作用，4%浓度时对足趾毛癣菌等呈抑制作用，1∶3比例制成的水浸剂在试管内对多种皮肤真菌也有不同程度的抑制作用。它能与蛋白质结合而成蛋白铅，有收敛局部粘膜血管，而庇护溃疡面和减少粘液分泌的作用，从而预防面部感染发生。密陀僧涂面后，与空气密切接触，吸收二氧化碳变成碱式碳酸铅（铅粉），后者从周代开始即作为美容剂，能使面部细腻，黑斑消除。

香奁润色

又方令面手如玉

杏仁[①]一两　天花粉[②]一两　红枣[③]十枚　猪胰[④]三具

上，捣如泥，用好酒四盏，浸于磁器。早夜量用以润面手，一月皮肤光腻如玉。冬天更佳，且免冻裂。

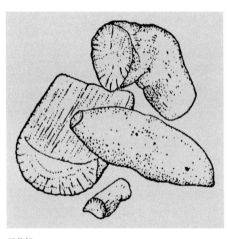

天花粉

【注释】

①杏仁：甜杏仁味甘、辛；苦杏仁味苦，性温。具有宣肺止咳，降气平喘，润肠通便，杀虫解毒之功。主治：咳嗽，喘促胸满，喉痹咽痛，肠燥便秘，虫毒疮疡。

②天花粉：味甘、微苦，性微寒。归肺、胃经。具有清热生津，消肿排脓之功。主要用于热病烦渴，肺热燥咳，内热消渴，疮疡肿毒的治疗。

③红枣：味甘，性温。能补中益气、养血生津。用于治疗脾虚弱，食少便溏，气血亏虚等疾病。

④猪胰：性甘、平，无毒。入脾、肺经。具有健脾胃，助消化，养肺润燥，泽颜面色的功效。

【译文】

杏仁一两　天花粉一两　红枣十枚　猪胰三具

以上药物混合,捣烂如泥状,加入上好白酒四茶盏,置于陶瓷器皿内。早晚各取适量涂于面部、手部,使用一月后可使皮肤光滑细腻如美玉。冬天使用效果更佳,并且可以防冻防裂。

【点评】

这是一首简单易制、效果良好的美容便方,杏仁中富含维生素E等抗氧化物质,是驻颜良药。猪胰是美容佳品,古方中多选之与美容粉、美容膏外用,冬天还能有效润肤防裂。

太真红玉膏①

杏仁去皮　滑石②　轻粉③各等分

上,为细末,蒸过,入脑、麝各少许④,用鸡蛋清调匀,早起洗面毕敷之。旬日后色如红玉。

【注释】

①太真:唐玄宗贵妃杨玉环之号。

②滑石:具有利尿通淋,清热解暑,祛湿敛疮之功。详见"醒头香"注释。

③轻粉:汞粉,为粗制氯化亚汞结晶。外用杀虫,内服有毒。现代药理证实外用有抗真菌的作用。

④脑:龙脑,即冰片。味辛、苦,性凉。配麝香能增强通窍醒神、消肿止痛之功。

【译文】

杏仁去皮　滑石　轻粉各等分

以上药物一块研成细末,蒸后加入少许冰片、麝香,并使用蛋清将上述药粉调匀备用,晨起洁面后外敷。十日后气色红润、光泽如美玉。

【点评】

此方是古代四大美女之一杨贵妃所用的美容秘方,使用后颜面红润悦泽,娇美异常。方中取杏仁浸泡去皮后研为细末，与轻粉、滑石粉各等份合在一起，蒸过后加入少许冰片（又名龙脑）、麝香，用鸡蛋清调为膏状，每日早晨洗面后敷之。唐玄宗时，后宫中有众多绝色佳人，独有杨贵妃一人受皇帝李隆基专宠，这除了因她天生丽质外，此方也起了很大作用。"太真红玉膏"传出禁宫后，对后世影响很大，民间也纷纷应用。据说慈禧太后天天都要用，以至七十多岁脸面仍然柔嫩、红润，未见皱纹和老人斑。方中轻粉有大毒，杏仁有小毒，千万不可入口。

赵婕妤秘丹令颜色如芙蓉①

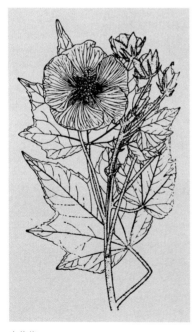

木芙蓉

落葵子②不拘多少

洗净蒸熟，烈日中晒干，去皮取仁细研，蜜调。临卧敷面，次早用桃花汤洗去，光彩宛如初日芙蓉。

【注释】

①赵婕妤：即赵飞燕，西汉成帝时曾被封为婕妤，后为成帝的皇后，哀帝时皇太后。芙蓉：木芙蓉的别名。味微辛，性凉。功能清热解毒，消肿排脓，凉血止血。用于肺热咳嗽，月经过多，白带异常；外用治痈肿疮疖，乳腺炎，淋巴结炎，腮腺炎，烧烫伤，毒蛇咬伤，跌打损伤。

②落葵子：别名落葵实，功效润泽肌肤、美容。外用作面脂。

【译文】

落葵子 _{不限多少}

落葵子随意取量，洗净后蒸熟，置于烈日下曝晒干透，去外皮，取子仁，研细后用蜂蜜调匀。睡前以之敷面，第二天早上用桃花汤洗去，常用则面色光泽红润有神采，美如刚刚盛开的芙蓉。

金国宫中洗面八白散方

白丁香^①　白僵蚕^②　白附子^③　白牵牛^④　白芷　白及　白蒺藜^⑤　白茯苓^⑥

上，八味，入皂角三定^⑦，去皮弦，绿豆少许^⑧，共为末。早起洗面常用。

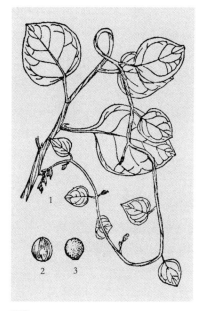

落葵
1.植株的一部分　2.果实　3.种子

【注释】

①白丁香：雄雀矢，味苦，性温。外用治浸淫疮癣。

②白僵蚕：味辛、咸，性平。具有祛风解痉，化痰散结之功。主治：中风失音，惊

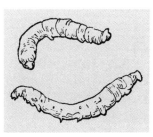

白僵蚕

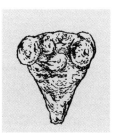

盐附子

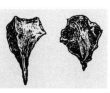

黑顺片

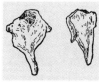

白附片

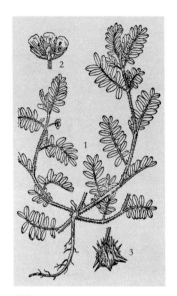

蒺藜
1.植物全形　2.花　3.果实

痫，头风，喉风，喉痹，瘰疬结核，风疮瘾疹，丹毒，乳腺炎。

③白附子：味辛、甘，性温，有毒。归胃、肝经。具有燥湿化痰，祛风止痉，解毒散结止痛之功。主治：风痰所致中风口眼斜，惊风癫痫，破伤风，偏头痛等；瘰疬痰核、痈疽肿毒及毒蛇咬伤。

④白牵牛：味苦、辛，性寒。归肺、肾、大肠、小肠经。具有利水通便，祛痰逐饮，消积杀虫之功效。主治：水肿，腹水，脚气，痰壅喘咳，大便秘结，食滞虫积，腰痛，阴囊肿胀，痈疽肿毒，痔漏便毒等。

⑤白蒺藜：味苦、辛，性平。入肝经。平肝解郁，祛风明目。用于肝阳眩晕头痛，肝郁胁痛，风热头痛，目赤肿痛，皮肤瘙痒等症。

⑥白茯苓：味甘、淡，性平。归心、脾、肺、肾经。具有渗湿利水，健脾和胃，宁心安神之功效。用于小便不利，水肿胀满，痰饮咳逆，呕吐，脾虚食少，泄泻，心悸不安，失眠健忘，遗精白浊。

⑦皂角：又名皂荚，为豆科植物皂荚树的果实。详见"洗头方"注释。

⑧绿豆：味甘，性寒。入心、胃经。具有清热解毒，消暑之功。用于暑热烦渴，疮毒痈肿等症。

【译文】

白丁香　白僵蚕　白附子　白牵牛　白芷　白及　白蒺藜　白茯苓

将上述八味药内加入去皮弦的皂荚果三个，再加入少量绿豆，共同研细末。晨起常用之洗脸。

【点评】

金国宫中洗面八白散方中含有八味"白"字开头之药，基于中医"取类比象"思维来分析，用此方洗面可使面部变白，具有增白的效果。

白茯苓，味甘、淡，性平，能祛斑增白、润泽皮肤，还可以增强免疫功能，扩张血管。《本草品汇精要》曰："白茯苓为末，合蜜和，敷面上疗面疮及产妇黑疱如雀卵。"白茯苓既能去黑白面，又牢牙乌发，延年益寿。此方中绿豆可解附子、巴豆毒。

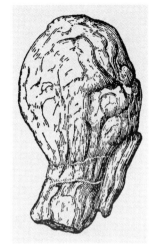

茯苓

洗面妙方

猪牙皂角①四两　白僵蚕三钱
白附子三钱　藿香三钱　密陀僧五钱
　山柰②五钱　白芷五钱　麝香少许
白茯五钱

　　每日清早洗之，酒调涂，能去雀斑。

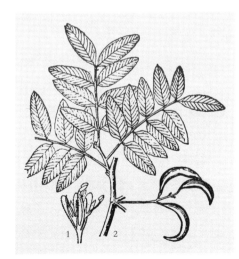

猪牙皂角
1.花　2.果枝

【注释】

　　①猪牙皂角：为豆科植物皂荚已衰老或受伤害后所结之果实。味辛、咸，性温，有毒。外用治疗疥癞癣疾。

　　②山柰：又名沙姜、三柰。详见"洗发香

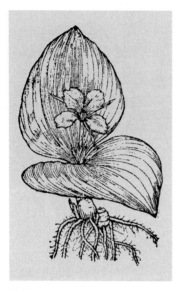

山柰

润方"注释。

【译文】

猪牙皂角四两　白僵蚕三钱　白附子三钱　藿香三钱

密陀僧五钱　山柰五钱　白芷五钱　麝香少许　白茯五钱

以上诸药共为细末，煎汤，每早以之洗脸，细末以酒调匀涂患处，能祛雀斑。

洗面方

丁香五钱　肥皂角①五十锭②，去皮、核　零陵香　檀香　茅香　藿香　白术③　白及　白蔹④　川芎　沙参⑤　防风　藁本　山柰　天花粉　木贼⑥　甘松　楮桃儿⑦　黑牵牛⑧　白僵蚕炒　香白芷各一两　绿豆五升，汤泡一宿，晒干

上，为细末，每日洗面用，治面上诸般热毒风刺，光泽精神。

【注释】

①肥皂角：即皂荚。

②锭：把药物研成极细粉末，加适当黏合剂制成的块状物。

③白术：味苦、甘，性温。归脾、胃经。具有健脾益气，燥湿利水，止汗，安胎之功。用于脾虚食少，腹胀泄泻，痰饮眩悸，水肿，自汗，胎动不安。

④白蔹(liǎn)：味苦、甘、辛，性凉。归心、肺、肝、脾经。具有清热解毒，散结止痛，生肌敛疮之功。主治：疮疡肿毒，瘰疬，烫伤，湿疮，温疟，惊痫，血痢，肠风，痔漏，白带，跌打损伤，外伤出血。

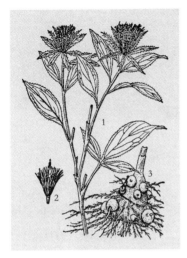

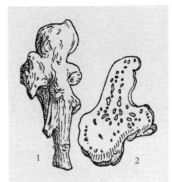

白术药材
1.全形　2.切片

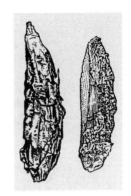

白薇药材

白术
1.花枝　2.管状花及冠毛　3.根茎

⑤沙参：味甘，性凉。其中北沙参具养阴清肺，益胃生津之功效。南沙参具有养阴清肺，益胃生津，补气，化痰之功。

⑥木贼：味甘、苦，性平。归肺、肝经。具有疏散风热，明目退翳、止血之功。主治外感风热之目赤多泪，目生翳膜，便血，痔疮出血。

⑦楮桃儿：楮实子。味甘，性寒。具滋肾、清肝、明目、益颜色之功效。

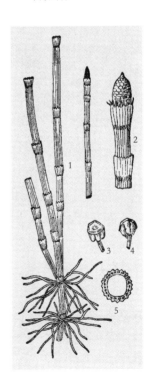

木贼
1.植物全形　2.孢子囊穗　3.孢子囊与孢子叶的正面　4.孢子囊与孢子叶的背面
5.茎的横切面

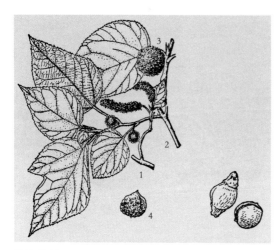

构树（楮实）
1.雄花序枝 2.雌花序枝 3.果枝 4.小瘦果

楮实药材

⑧黑牵牛：味苦，性平。归肝、肾二经。具有祛风除湿，活血通经之功。主治：风湿关节痛，产后腰腹痛，闭经。

【译文】

丁香五钱　肥皂角五十锭，去皮、核

零陵香　檀香　茅香　藿香　白术

白及　白蔹　川芎　沙参　防风　藁

本　山奈　天花粉　木贼　甘松　楮

桃儿　黑牵牛　白僵蚕炒　香白芷各一

两　绿豆五升，汤泡一晚上，晒干

以上诸药共研细末，每天用之洗

脸，主要治疗热毒证型的粉刺，使得面部有光泽。

涂面药方

白附子　密陀僧　茯苓　胡粉①各一两　桃仁②四两　香白芷半两

上件为细末，用乳汁临卧调涂面上③，早晨浆水洗④，十日效。

【注释】

①胡粉：化学成分是碱式碳酸铅。味辛、甘，性寒，有毒。归肝、脾、胃、大肠经。有败毒抗癌，杀虫疗疮，祛淤止血的功效。

②桃仁：味苦、甘，性平。归心、肝、大肠经。具有活血祛瘀，润肠通便，止咳平喘之功。用于经闭，痛经，癥瘕痞块，跌扑损伤，肠燥便秘。

③乳汁：现多用牛乳或羊乳。

④浆水：亦名酸浆。粟米煮熟后，放在冷水里，浸五六天，味变酸，面上生白花，取水作药用。但浸至败坏，则水有害。味甘、酸，性微温，无毒。外洗祛脸上黑痣。

【译文】

白附子　密陀僧　茯苓　胡粉各一两　桃仁四两　香白芷半两

上述药物共同研成细末，临睡前取少量牛乳或羊乳汁调匀涂脸上，早晨用浆水洗净，坚持使用十天就会有效。

敷面桃花末

仲春①，收桃花阴干为末②，七月七日取乌鸡血和之③，涂面及身，红白鲜洁，大验。

【注释】

①仲春：春季的第二个月，即农历二月，因处春季之中，故称。

②桃花：味苦，性平。具有泻下通便，利水消肿之功。用于水肿，腹水，便秘。

③乌鸡：又称竹丝鸡，是中国特有的药用珍禽。味甘，性平，具有滋阴清热，补肝益肾，健脾止泻等作用。是补虚劳、养身体的上好佳品。

【译文】

农历二月收桃花，阴干，研末，七月七取乌鸡血，二者混合后涂于面部和身上，使面部白里透红、干净光洁，非常有效。

【点评】

唐代孙思邈《千金要方》载："桃花三株，空腹饮用，细腰身"。《名医别录》载："桃化味苦、平，主除水气、利大小便，下三虫。"桃花含有山柰酚、三叶豆甙和维生素等成分，这些物质能扩张末梢毛细血管，改善血液循环。其中山萘酚有较好的美容护肤作用，能防止色素在皮肤内慢性沉淀，有效地清除体表中有碍美容的黄褐斑、雀斑、黑斑，从而达到面色红润、皮肤光洁、富有弹性的美容效果。在清明节前后，桃花还是花苞时，采桃花、白芷，用白酒密封浸泡一月，每日早晚各饮一次，同时将酒倒少许在手掌中，两掌搓至手心发热，来回揉擦面部，对黄褐斑、黑斑、面色晦暗等面部色素性疾病有较好效果。

七香嫩容散

黑牵牛①十二两　皂角四两，去皮，炒　天花粉　零陵香　甘松　白芷各二两　茶子②四两

上，为细末，洗面或洗浴时，蘸药擦之。

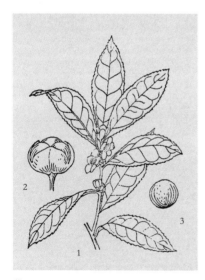

茶
1.花枝　2.果实　3.种子

【注释】

①黑牵牛：味苦，性平。归肝、肾二经。具有祛风除湿、活血通经之功。主治：风湿关节痛，产后腰腹痛，闭经。

②茶子：为山茶科植物茶的果实。味苦，性寒，有毒。《本草纲目》记载茶子善治喘急咳嗽，去痰垢。

【译文】

黑牵牛十二两　皂角四两，去皮，炒　天花粉　零陵香　甘松　白芷各二两　茶子四两

上述药物共同研为细末，洗脸或洗澡时蘸药粉涂抹，可使皮肤娇嫩。

【点评】

此方是很好的全身皮肤治疗方子,只要用水将各味药物调成糊状,揉搓全身后冲掉就可以了。茶子有很好的杀菌、杀虫、去角质、洗净效果,使磨砂效果更加显著。此方不仅能使皮肤变得柔细光滑,而且对于手肘跟、脚后跟的粗皮老茧也可以清除得很干净。

玉容方

黑牵牛四两　白芷　甘松　川芎　藿香　藁本各五钱　零陵香　天花粉一两　细辛①　檀香五钱　胶珠②二钱五分　猪牙皂角二两　楮实③二两　茅香五钱

上,为末,洗面常用。

【注释】

①细辛:味辛,性温。归肺、肾、心、肝、胆、脾经。具有解表散寒,祛风止痛,温肺化饮,通窍之功。主治:风寒表证,头痛,牙痛,风湿痹痛,痰饮咳喘,鼻塞,鼻渊,口疮。

②胶珠:即阿胶珠,本品为驴皮经煎煮浓缩制成的固体胶。用蛤粉炒成珠者称阿胶珠。味甘,性平。归肺、肝、肾经。具有补血,止血,滋阴润燥之功。用于血虚萎黄,眩晕,心悸,多种出血证,阴虚证及燥证。

③楮(chǔ)实:又名榖实、榖子、楮实子、楮桃、角树子、野杨梅子、构泡、榖木子、榖树子、榖树卵子等。为桑科植物构树的果实。味甘,性寒。入

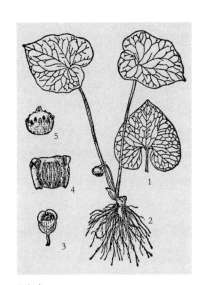

辽细辛
1.叶　2.植物全形　3.花　4.花被筒的解剖
5.去花被后示雄蕊及雌蕊

香衣润色

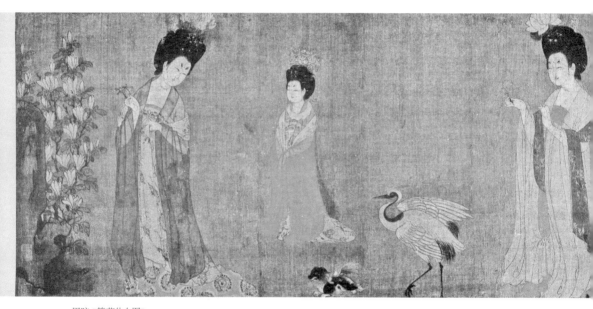

周昉《簪花仕女图》

此画展现了唐代宫廷嫔妃骄奢闲适生活的一个侧面。全图分为"戏犬"、"慢步"、"看花"、"采花"四个情节。其服饰、装扮反映了典型的盛唐风尚：云鬓蓬松，簪以步摇和折枝牡丹，雍容华贵；面涂铅粉，两片桂叶眉代表了当时的流行时尚。

面
部

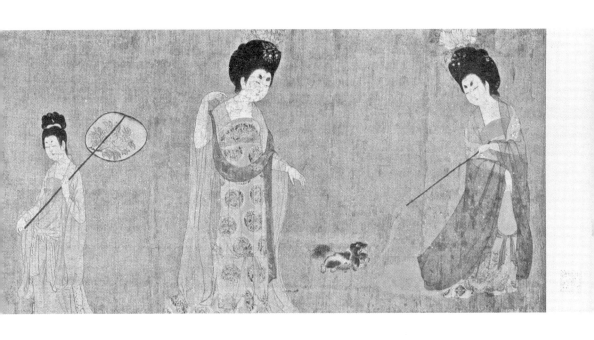

肝、脾、肾经。具有滋肾，清肝，明目之功效。主治：虚劳，目昏，目翳，水气浮肿。

【译文】

　　黑牵牛四两　白芷　甘松　川芎　藿香　藁本各五钱　零陵香　天花粉一两　细辛　檀香五钱　胶珠二钱五分　猪牙皂角二两　楮实二两　茅香五钱

　　上述各药物共同研为细末，经常用之洗脸，可使皮肤细嫩、面容姣好。

容颜不老方

　　一斤生姜半斤枣，二两白盐三两草^①，丁香沉香各五钱^②，四两茴香一处捣^③。煎也好，点也好^④，修合此药胜如宝。每日清晨饮一杯，一世容颜长不老。

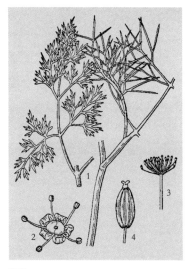

茴香
1.茎叶　2.花　3.果序　4.果实

【注释】

　　①白盐：别名戎盐、胡盐、大青盐，为氯化物类石盐族矿物石盐的结晶体。味咸，性寒，无毒。归心、肾、肝、肺、膀胱经。具有泻热，凉血，明目，润燥之功。主治：尿血，吐血，齿舌出血，目赤肿痛，风眼烂弦，牙痛，大便秘结。草：甘草。

　　②丁香：味辛，性温。具有温中，暖肾，降逆之功。详见"百合香油"注释。沉香：味辛、苦，性温。具有降气温中，暖肾纳气之功。详见"金主绿云油方"注释。

　　③茴香：又名小茴香、土茴香、野茴香、大茴香、谷茴香、谷香、香子、小香等。味辛，性温。有温

肾散寒，和胃理气功能。主治：中焦有寒，食欲减退，恶心呕吐，腹部冷痛；疝气疼痛，睾丸肿痛；脾胃气滞，脘腹胀满作痛。

④点：用开水冲泡、沏。

【译文】

一斤生姜，半斤枣，二两白盐，三两甘草，丁香、沉香各五钱，四两茴香，将以上各味药置于器皿内捣烂，可以水煎药汤，也可以沸水点药，此药制成后功效非常好。每天清晨喝一小杯，能抗衰老，保持容颜不老。

【点评】

现代研究表明盐能控制油脂分泌、祛除皮肤之粗糙和黑斑、防止头皮屑滋生等。盐具有杀菌消炎的作用，可以祛除腋下异味和祛除脚臭。此方中将盐和诸味药物共研煎制，经常服用会令肌肤柔润光滑。在许多国家，人们已经习惯用深海浴盐洗脸、浴足，它能促进新陈代谢，深层清洁肌肤，消炎，杀菌，祛除多余脂肪和角质层，收敛粗大的毛孔……长期使用，让肌肤柔滑细腻。

现代有很多用盐制成的美容品，诸如维生素E盐液、盐油、盐膏、盐蜜等，经常使用可以促进血液循环，滋润肌肤，减少皱纹的形成。浴盐多由草药、天然海盐、矿物质和植物精油等成分组成，洗浴时可将盐放入布袋轻擦肌肤，既补充流失盐分又洁肤美容；还有些浴盐需要放入浴缸加水浸浴，可以达到祛除疲劳，爽洁肌肤的功效。长期用浴盐可以消除肌肤上的黑色素，让它逐渐恢复细白、嫩滑、有弹性，对祛除面部暗疮、粉刺、色斑也有积极的功效。

好颜色

以百花上露饮之[1]。

【注释】

①百花上露：百花露水。在秋露重的时候，早晨去花草间收取，味甘，性平，无毒，能令皮肤健好。

【译文】

常饮百花露水能使皮肤颜色靓丽。

又方

以井华水研朱砂服之①。

【注释】

①井华水：即早晨第一次汲取的井泉水，味甘，性平，无毒，有安神、镇静、清热、助阴等作用。华，即"花"。朱砂：即硫化汞，朱砂又称辰砂、丹砂、赤丹、汞沙，是硫化汞的天然矿石，大红色，有金刚光泽至金属光泽，属三方晶系。味甘，性微寒，有小毒，归心经。具有清心镇惊，安神解毒之功，用于心悸易惊，失眠多梦，癫痫发狂，小儿惊风，视物昏花，口疮，喉痹，疮疡肿毒。

【译文】

用井华水研少量朱砂，内服。可使皮肤有色泽。

【点评】

朱砂有毒，故此方当慎服。

益容颜

以小麦苗作汁吃①。

【注释】

①小麦苗：唐代陈藏器《本草拾遗》认为小麦苗：味辛，性寒，无毒。清代严西亭《得配本草》认为小麦苗：入手少阴、太阳经气分。具有除烦热，疗黄疸，解酒毒之功。

【译文】

用小麦苗榨汁内服，有美容功效。

解面黑

或甘草煎汤，或红枣煎汤，或乌龙尾煎汤①。

【注释】

①乌龙尾：即梁上尘，亦名烟珠，指古屋里的倒挂尘。味辛、苦，性微寒，无毒。

【译文】

用甘草或红枣或乌龙尾煎汤内服，可以祛黑，使皮肤白皙。

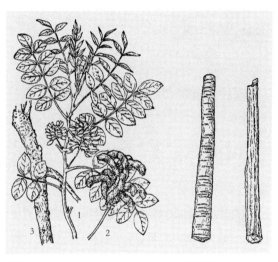

甘草
1.花枝 2.果序 3.根

甘草药材

梨花白面香粉方

官粉①十两　密陀僧二两　轻粉②五钱　白檀③二两　麝香④一钱　蛤粉⑤五钱

前三项先研绝细，加入麝香，每日鸡子白和水调敷⑥，令面莹白，绝

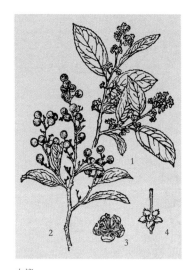

白檀
1.花枝 2.果枝 3.花 4.花萼和雌蕊

似梨花更香。汉宫第一方也。

【注释】

①官粉：粉锡，即铅粉，用铅加工制成的碱式碳酸铅。古代妇女常用来擦脸。味辛，性寒，无毒。具有消积，杀虫，解毒，生肌，燥湿止痒之功。主治：疳积，下痢，虫积腹痛，癥瘕，疟疾，疥癣，痈疽，溃疡，口疮，丹毒，烫伤。

②轻粉：汞粉，为粗制氯化亚汞结晶。外用杀虫，内服有毒。现代药理证实外用有抗真菌的作用。

③白檀：味辛，性温，无毒。主治：乳腺炎，淋巴腺炎，肠痈，疮疖，疝气，荨麻疹，皮肤瘙痒。

④麝香：为雄麝的肚脐和生殖器之间的腺囊的分泌物，干燥后呈颗粒状或块状，有特殊的香气。详见"黑发麝香油方"注释。

⑤蛤粉：味咸，性寒，无毒。具有清热，利水，化痰，软坚之功。主治：热痰喘嗽，水肿，淋病，瘿、瘤，血结胸痛，血痢，痔疮，崩漏，带下。

⑥鸡子白：又名鸡卵白、鸡子清。为雉科动物家鸡的蛋白。味甘，性凉。功能润肺利咽，清热解毒。主治：咽痛，目赤，咳逆，下痢，疟疾，烧伤，热毒肿痛。

【译文】

官粉十两　密陀僧二两　轻粉五钱　白檀二两　麝香一钱
蛤粉五钱

官粉、密陀僧、轻粉三药研成极细粉末，再加入麝香，

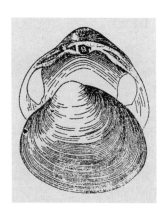

四角蛤蜊

每天用蛋白和清水调匀敷面,可使面部光莹洁白,恰似梨花而更有香气。这是汉朝宫中美容的最好的方子。

桃花娇面香粉方

官粉十两　密陀僧二两　银朱^①五钱　麝香一钱　白及^②一两　寒水石^③二两

共为细末,鸡子白调,盛磁瓶蜜封,蒸熟,取出晒干,再研令绝细,水调敷面,终日不落,皎然如玉^④。

【注释】

①银朱:乃硫黄同汞升炼而成,其性燥烈,亦能烂龈挛筋,其功过与轻粉同。味辛,性温,有毒。入心、肺、胃经。具有攻毒,杀虫,燥湿,祛痰之功。治疥癣恶疮,痧气心腹痛。

②白及:味苦、甘、涩,性微寒。具有收敛止血,消肿生肌之功。详见"掠头油水方"注释。

③寒水石:又称凝水石、水石、鹊石,本品为天然沉积矿物单斜晶系硫酸钙或三方晶系碳酸钙矿石。味辛、咸,性寒。归心、胃、肾经。具有清热泻火,利窍,消肿之功。用于热病烦渴,丹毒烫伤的治疗。

④皎然:洁白的样子。

【译文】

官粉十两　密陀僧二两　银朱五钱　麝香一钱　白及一两　寒水石二两

上述药物共同研为细末,用蛋白调匀,入瓷瓶内以蜜封之,上锅蒸熟后,取出后晒干,再研为极细粉末,用清水调匀敷面,敷后一日不洗,可以使面部光泽如美玉。

秘传和粉方

官粉十两　密陀僧一两　黄连^①五钱　白檀一两　蛤粉五两　轻粉二钱　朱砂一钱　金箔^②五个　脑麝^③各少许

上，为末，和匀用。

【注释】

①黄连：味苦，性寒，无毒。归心、脾、胃、肝、胆、大肠经。具有清热燥湿，泻火解毒之功。用于湿热痞满，呕吐吞酸，泻痢，黄疸，高热神昏，心火亢盛，心烦不寐，血热吐衄，目赤，牙痛，消渴，痈肿疔疮；外治湿疹，湿疮，耳道流脓。酒黄连善清上焦火热，用于目赤，口疮。姜黄连清胃、和胃、止呕，用于寒热互结，湿热中阻，痞满呕吐。萸黄连舒肝、和胃、止呕。用于肝胃不和，呕吐吞酸。

②金箔：用黄金锤成的薄片。味辛、苦，性平。入心、肝经。具有镇心，安神，解毒。主治：惊痫，癫狂，心悸，疮毒。

③脑麝：龙脑与麝香的并称。亦泛指此类香料。《朱子语类》卷六十："又如好底事物，如脑子之属，上面只着一点粪秽，便都坏了，不得为香矣。若是粪秽上面假饶着一堆脑麝，亦不济事。"宋代周密《武林旧事·元夕》："金炉脑麝如祥云，五色荧煌炫转，照耀天地。"明代徐渭《兰》诗："纵令摘向韩娘袖，不作人间脑麝香。"

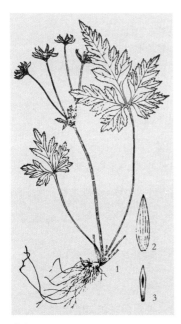

黄连
1.植物全形　2.萼片　3.花瓣

【译文】

官粉十两　密陀僧一两　黄连五钱　白檀一两　蛤粉五两　轻粉二钱　朱砂一钱　金箔五个　龙脑和麝香各少许

上述药物共同研为细末，和匀后使用。

【点评】

用金箔美容，古已有之，《木兰辞》中"当窗理云鬓，对镜贴花黄"，花黄即是金箔。在现代社会，用金箔研制开发化妆品，已开始在国内外成为一种时尚。

常用和粉方

好粉①一两　白檀一钱　密陀僧一钱　蛤粉五钱　轻粉二钱　脑麝各少许　黄粉②二钱五分，水淘，置纸上干　白米粉子二钱

上，为末，和匀用。

【注释】

①好粉：指甘草。

②黄粉：又名松黄、松粉。味甘，性温。归肝、胃经。具有祛风，益气，收湿，止血功效，主治：头痛眩晕，泄泻下痢，湿疹湿疮，创伤出血。

【译文】

好粉一两　白檀一钱　密陀僧一钱　蛤粉五钱　轻粉二钱　脑麝各少许　黄粉二钱五分，水淘，置纸上干　白米粉子二钱

上述各药物共研细末，和均匀后外敷使用。

麝香和粉方

官粉一袋，水飞过① 蛤粉白熟者，水碾 朱砂三钱 鹰条②二钱 密陀僧五钱 檀粉五钱 脑麝各少许 寒水石粉③和脑麝同研 紫粉④少许，轻重用之

【注释】

①水飞：是取药材极细粉末的方法。将不溶于水的药材与水共研细，加入多量的水，搅拌，较粗粉粒即下沉，细粉混悬于水中，倾出的混悬液沉淀后，分出，干燥，即成极细的粉末。多用于矿物药的加工，如飞炉甘石等。

②鹰条：鹰屎白，带白头的鹰粪。

③寒水石粉：即石膏粉。

④紫粉：亦名猩红、银朱，用石亭脂和水银同罐炼成。味辛，性温，有毒。

【译文】

官粉一袋，水飞过 蛤粉白熟者，水碾 朱砂三钱 鹰条二钱 密陀僧五钱 檀粉五钱 脑麝各少许 寒水石粉和龙脑麝香同研 紫粉少许，轻重用之

【点评】

上述药物按剂量、制法同为细末，外涂皮肤。

鸡子粉方

鸡子一个，破顶去黄，只用白①，将光粉一处装满②，入密陀僧五分，纸糊顶子，再用纸浑裹水湿之，以文武火煨③，纸干为度，取出用涂，面红自不落，莹然如玉。

【注释】

①白：为雉科动物家鸡的蛋清。味甘，性微寒，无毒。归经肺、脾经。具有润肺利咽，清热解毒之功。治咽痛，目赤，咳逆，下肉，疟疾，烧伤，热毒肿痛。

②光粉：铅粉。

③文武火煨（wēi）：用文火和武火交替煨制。文火，即火力小而缓。味厚滋补药宜文火久煎，以使药物气味能比较充分煎出，又不致因火力太猛而过度挥发丧失。武火，即火力大而猛。发散取汗药宜用武火，不宜久煎。煨，中药炮制法之一。将药材用湿润面粉包裹，在炒热的滑石粉锅内加热至外皮焦黄色为度；或层层隔纸加热，以除去部分油分。如煨木香等。

【译文】

一个鸡蛋，于蛋顶部捣一小洞，从洞中将蛋黄去掉，只留蛋白，将铅粉从小洞中灌入，并加五分密陀僧，用纸糊住小洞，再用纸将鸡蛋全部裹住，并打湿用文火、武火交替煨，待外裹的纸干后，取出蛋白涂于面部，则皮肤红润、光泽如美玉。

唐宫迎蝶粉方

粟米随多少①，淘涤如法，频易水，浸取十分洁，倾顿瓷钵内，令水高粟少许，以薄绵纸盖钵面，隔去尘污，向烈日中曝干②，研细为末。每水调少许，贮器，随意用。将粉覆盖熏之，媚悦精神。

【注释】

①粟米：原意泛指粮食，也指小米、稞子、黏米。禾本科草本植物粟的种子，去壳即小米。又称白粱粟、籼粟、硬粟。味甘、咸，性凉。能益脾胃，养肾气，除烦热，利小便。用于脾胃虚热，反胃呕吐或脾虚腹泻；烦热消渴，口干；热结膀胱，小便不利等。

②曝（pù）干：在阳光下暴晒晾干。

香奁润色

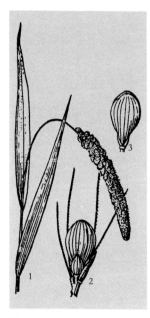

粟
1.植株的一部分　2.小穗簇及刚毛
3.小穗

【译文】

取粟米适量，淘洗，并经常换水，浸泡干净，倒入瓷钵中，使水略高出粟米，并用薄绵纸盖住瓷钵，使之隔绝尘土污垢，并置于烈日下暴晒直到水干，将粟米研为细末。每次用时取少许用水调和，平时贮藏于器皿内，用时随取。将粉覆面熏蒸，可以使精神焕发，神情愉悦。

【点评】

头面部美容方多是外用方，从延缓皮肤老化、祛斑、美白等各个方面论述了治疗方剂。选药有以下几个特点：一是多用芳香类药物，如麝香、冰片、檀香、香白芷、零陵香、藿香等，诸如此类的药物，气味芬芳，一般都含有挥发油成分，能够促进血液循环和腺体分泌，加速药物吸收。药物散发出的怡人清香，还能让使用者神清气爽，心情愉悦。二是多用杀虫腐蚀类药物，如官粉、轻粉、密陀僧、朱砂、硫磺、雄黄等，此类药物一般具有抑菌腐肌、攻毒蚀疮的作用，对皮肤有较强的刺激性，能够祛除皮肤疮疥瘢疣，亦利于药物吸收。三是多用花类药物，如桃花、梨花、杏花等，花是自然娇艳之物，且轻盈向上，可助人体气血上荣、升达面部，使容颜娇美，浊垢尽除。四是多用润护脂类药物，如冬葵子、牛乳、羊乳、牵牛子、杏仁、栝楼仁等，此类药物主要含脂肪油和多种脂类物质，具有滋润肌肤、抗皱除纹、护肤悦色，使皮肤角质软化的作用，同时又保护神经末梢、血管等组织器官和抑杀细菌，防止外界辐射热，使皮肤维持正常的生理功能。五是外用剂型丰富，有煎汁外洗、研末涂抹、敷贴患处、面膜、浴身等。

治面部诸方以辨证治疗为主，注重组方配伍，剂型灵活，使用便捷，且取材天然，既符合古代妇女使用，亦符合现代女性对美的需求。但读者在借鉴使用时一定要咨询专业医师，以针对个人具体情况，辨证治疗，提高疗效。

瘢痣部

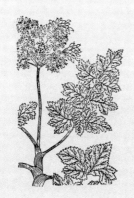

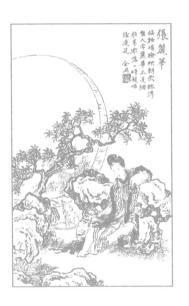

洗面去瘢痕方

茯苓①二两，去皮　天门冬②三两　百部③二两　香附子④二两　瓜蒌⑤二个　茺蔚根⑥五两　冬瓜子⑦半斤　甘草⑧半斤　杏仁⑨二两　皂角⑩二斤，酒涂炙⑪　清胶四两，火炙　大豆⑫十两，蒸去皮　益丹子一斤，烧灰，用将末，水和成丸

上件，和合焙干，捣罗为末，早晨如澡豆末用⑬，其瘢自去⑭。

【注释】

①茯苓：又名茯菟、茯灵、茯蕶、伏苓、伏菟、松腴、绛晨伏胎、云苓、茯兔、松薯、松木薯、松苓等。味甘、淡，性平。归心、肺、脾、肾经。具有渗湿利水，益脾和胃，宁心安神之功。主治小便不利，水肿胀满，痰饮咳逆，泄泻，淋浊，惊悸，健忘等症。

②天门冬：百合科植物。又名天冬。性寒，味甘，微苦。具有养阴清热，润肺滋肾的功效。用于治阴虚发热、咳嗽吐血、肺痈、咽喉肿痛、消渴、便秘等病症。

③百部：味甘、苦，性微温。归肺经。具有润肺、下气、止咳、杀虫之功。用于新久咳嗽，肺痨咳嗽，百日咳；外用于头虱，体虱，蛲虫病，阴部瘙痒。蜜百部润肺止咳。用于阴虚劳嗽。

④香附子：又名雀头香、莎草根、香附、雷公头、香附米、猪通草茹、三棱草根、苦羌头。多

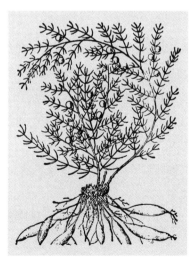
天门冬

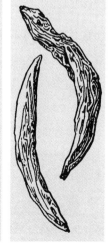
天门冬药材

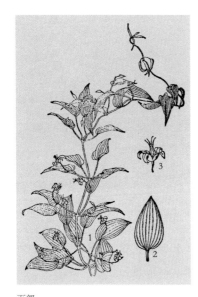

百部
1.花枝　2.叶　3.花

年生草本。味辛、微苦、甘,性平。入肝、三焦经。具有理气解郁,调经止痛之功。用于肝郁气滞,胸胁脘腹胀痛,月经不调,崩漏带下之症。

⑤瓜蒌:味甘、微苦,性寒。归肺、胃、大肠经。具有清热涤痰,宽胸散结,润燥滑肠之功。用于肺热咳嗽,痰浊黄稠,胸痹心痛,结胸痞满,乳痈,肺痈,肠痈肿痛,大便秘结。

⑥茨菰根:即慈姑。味甘、苦,性凉。功效清热止血,解毒消肿,散结。外用治痈肿疮毒,毒蛇咬伤。

⑦冬瓜子:即冬瓜的种子,又称冬瓜仁,为葫芦科植物冬瓜的种子晒干而成。味甘,性凉。入肝经。具有润肺,化痰,消痈,利水之功。治痰热咳嗽,肺痈,肠痈,淋病,水肿,脚气,痔疮,鼻面酒渣。

⑧甘草:味甘,性平。归十二经。具有补脾益气,止咳润肺,缓急解毒,调和百药之功。用于脾胃虚弱,倦怠乏力,心悸气短,咳嗽痰多,脘腹、四肢挛急疼痛,痈肿疮毒,缓解药物毒性、烈性。

⑨杏仁:甜杏仁性味甘、辛,苦杏仁性味苦、温。具有宣肺止咳,降气平喘,润肠通便,杀虫解毒之功。详见"又方令面手如玉"注释。

⑩皂角:又名皂荚,为豆科植物皂荚树的果实。详见"洗头方"注释。

⑪酒涂炙:用液体辅料酒拌炒药物,使辅料渗入药物组织内部,以改变药性,增强疗效或减少副作用的炮制方法。

⑫大豆:味甘,性平。入脾、大肠经。具有健脾宽中,润燥消水,清热解毒,益气的功效。主治:疳积泻痢,腹胀羸瘦,妊娠中毒,疮痈肿毒,外伤出血等。黄豆还能抗菌消炎,对咽炎、结膜炎、口腔炎、菌痢、肠炎有效。

⑬澡豆：古代以豆粉为主，配合各种药物制成的化妆品，可以洗手、洗脸、洗头、沐浴、洗衣服。

⑭瘢（bān）：创伤或疮疖等愈后的疤痕。

【译文】

茯苓二两，去皮　天门冬三两　百部二两　香附子二两　瓜蒌二个　茨菰根五两　冬瓜子半斤　甘草半斤　杏仁二两　皂角二斤，酒涂炙　清胶四两，火炙　大豆十两，蒸去皮　益丹子一斤，烧灰，用将末，水和成丸

上述诸药混合焙干，捣烂，以罗筛过取细末，早晨像用澡豆末一样洗脸，能祛瘢痕。

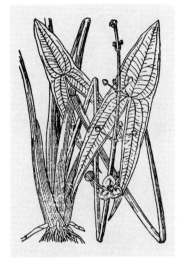

慈姑

去诸斑方

猪牙皂角①三钱　大皂角②二钱　山奈③五钱　甘松④五钱　细辛⑤　槟榔⑥取末

【注释】

①猪牙皂角：为豆科植物皂荚已衰老或受伤害后所结之果实。详见"洗面妙方"注释。

②大皂角：又名皂角，为豆科植物皂荚树的果实。详见"洗头方"注释。

③山奈（nài）：又名沙姜、三奈。味辛，性温。具有温中散寒、理气止痛的功效。

④甘松：又名香松、甘松香。具有行气止痛，开郁醒脾之功。外用祛湿消肿。详见"洗发香润方"注释。

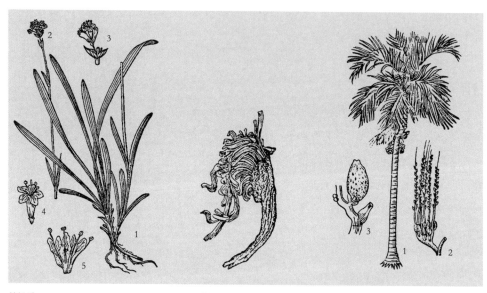

甘松香
1.植物全形 2.花茎 3.花序的一部分
4.花 5.花冠上部的解剖示雄蕊着生情况

甘松药材

槟榔
1.植物全形 2.花枝 3.果枝

⑤细辛：味辛，性温。具有解表散寒，祛风止痛，温肺化饮，通窍之功。详见"玉容方"注释。

⑥槟榔：为棕榈科植物槟榔的种子。味苦、辛，性温。归胃、大肠经。具有驱虫，消积，下气，行水，截疟之功。用于虫积，食滞，脘腹胀痛，泻痢后重，脚气，水肿，疟疾。

【译文】

猪牙皂角三钱 大皂角三钱 山柰五钱 甘松五钱 细辛 槟榔取末

【点评】

上述诸药混合研成细末，涂于面上，能祛斑。

美人面上雀子斑方^①

白梅^②五钱　樱桃枝^③五钱　小皂角^④五钱　紫背浮萍^⑤五钱
共为末，炼蜜丸如弹子大。日用洗面，其斑自去，屡验。

【注释】

①雀子斑：即雀斑，是一种浅褐色小斑点，针尖至米粒大小。

②白梅：为蔷薇科植物梅的未成熟果实，经盐渍而成。味酸、涩、咸，性平。治喉痹，泻痢烦渴，梅核膈气，痈疽肿毒，外伤出血。

③樱桃枝：为蔷薇科植物樱桃的枝条。《滇南本草》："治寒疼，胃气疼，九种气疼。樱桃梗烧灰，为末，烧酒下。"

④小皂角：一般指猪牙皂。味辛、咸，性温，有毒。入肺、胃、大肠经。有通窍，涤痰，搜风，杀虫之功。

⑤紫背浮萍：为浮萍科植物紫背浮萍或青萍的全草。味辛，性寒。入肺、小肠二经。具有发汗，祛风，行水，清热，解毒之功。主治：时行热痈，斑疹不透，风热瘾疹，皮肤瘙痒，水肿，经闭，疮癣，丹毒，烫伤。

【译文】

白梅五钱　樱桃枝五钱　小皂角五钱　紫背浮萍五钱

上述药物共研为末，加入白蜜做丸如弹子大小，每天用来洗面，脸上的雀斑会自然褪去，非常奏效。

【点评】

雀斑是一种浅褐色小斑点，针尖至米粒大小，常出现于前额、鼻梁和脸颊等处，偶尔也会出现于颈部、肩

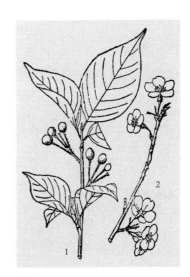

樱桃
1.果枝　2.花枝

部、手背等处。除有碍美容以外,并无任何主观感觉或其他影响。中医认为,雀斑是发于颜面等处并散布在脸上的黑褐色的斑点,其病因多因火郁孙络血分或肺经风热所致。

治面上黑斑点方

白附子^① 白及^② 白蔹^③ 白茯苓 蜜陀僧^④ 定粉^⑤以上各等分

上,为细末,洗面净,临卧用浆水调涂之。

【注释】

①白附子:味辛、甘,性温,有毒。具有燥湿化痰,祛风止痉,解毒散结,止痛之功。详见"金国宫中洗面八白散方"注释。

②白及:味苦、甘、涩,性微寒。具有收敛止血,消肿生肌之功。详见"掠头油水方"注释。

③白蔹:味苦、甘、辛,性凉。归心、肺、肝、脾经。具有清热解毒,散结止痛,生肌敛疮之功。主治:疮疡肿毒,瘰疬,烫伤,湿疮,温疟,惊痫,血痢,肠风,痔漏,白带,跌打损伤,外伤出血。

④蜜陀僧:即密陀僧,为粗制氧化铅。具有消肿杀虫、收敛防腐、坠痰镇惊之功。详见"杨妃令面上生光方"注释。

⑤定粉:即铅粉。

【译文】

白附子 白及 白蔹 白茯苓 密陀僧 定粉以上各等分

诸药各等量,共研为细末,将脸洗净,睡前用浆水调匀涂于患处即可。

治美人面上黑䵐如雀卵色方^①

白僵蚕^②二两　黑牵牛^③二两　细辛一两

上，研细末，炼蜜为丸，如弹子大，日洗数次。一月其斑如扫。此南都旧院亲传验方。

【注释】

①䵐（gǎn）：脸上的黑斑。

②白僵蚕：味辛、咸，性平。具有祛风解痉，化痰散结之功。详见"金国宫中洗面八白散方"注释。

③黑牵牛：味苦，性平。归肝、肾二经。具有祛风除湿，活血通经之功。治风湿关节痛，产后腰腹痛，闭经。

【译文】

白僵蚕二两　黑牵牛二两　细辛一两

上三味药共同研成细末，加白蜜做成弹子大丸药，每天用之洗脸数次。使用一个月后脸上斑如清扫过一样。这是南都旧院亲传的验方。

【点评】

本方对面部黑斑、面呈黑色均有较好美容作用。白僵蚕为家蚕蛾的幼虫感染白僵菌而僵死的干燥全虫，以条直肥壮、质坚、色白、断面光者最佳，有祛风、散结之功。明代缪希雍《本草经疏》认为"肺主皮毛，而风邪客之，则面色不光润，（僵蚕）入肺去皮肤诸风，故能灭黑䵐及诸疮瘢痕也"。黑牵牛有除热祛风的作用，早在明朝即有用黑牵牛浸童便治疗面上黑子、粉刺者。

治面黚方

白附子为末，酒调。

【译文】

白附子研末，用酒调匀，外涂。

又方

杏仁用酒浸，皮脱，捣烂，绢袋盛拭面。

【译文】

将杏仁用白酒浸泡，脱皮后，捣烂，用绢布袋盛杏仁泥擦拭面部。

【点评】

现代研究证明，苦杏仁中所含的脂肪油可润燥护肤，抑杀细菌，消除色素沉着、雀斑、黑斑等，从而达到美容的效果。

又方

鸡子二个[①]，酒浸密封四七日，取以敷面，其白如玉色之光润。

【注释】

①鸡子：味甘，性平。具有滋阴润燥，养血安胎之功。治热病烦闷，燥咳声哑，目赤咽痛，胎动不安，产后口渴，下痢，烫伤。

【译文】

鸡蛋两个，在白酒中密封浸泡二十八天，取出后用鸡蛋敷面，可使皮肤如玉般洁白滑润，有光泽。

治美人面上黑痣方①

藜芦灰②五两

用滚汤一大碗淋灰汁于铅器中，外以汤煮如黑膏，以针微拨破痣处，点之，不过三次，痣即脱去。

【注释】

①黑痣：是由正常含有色素的痣细胞所构成的最常见的皮肤良性肿瘤，颜色多呈深褐或墨黑色。

②藜芦灰：味辛，性寒，有毒，外用治癣疥。

【译文】

藜芦灰五两

将藜芦煅灰后，置于铅制容器中，将一大碗沸水淋在灰上，容器外用沸水煮，直至藜芦灰成黑色膏状，用针轻拨挑破黑痣，点药膏，不过三次黑痣就自行脱落。

【点评】

黑痣也简称色素痣或斑痣，是由正常含有色素的痣细胞所构成的最常见的皮肤良性肿瘤，偶见于粘膜表面。临床表现有多种类型。颜色多呈深褐或墨黑色，还有没有颜色的无色痣。

色素痣多发生在面、颈、背等部，可见于任何正常人体。可在出生时即已存在，或在生后早年逐渐显现。多数增长缓慢，或持续多年并无变化，但很少发生自发退变。可采用手术和非手术疗法，疗效良好。色素痣是由色素细胞构成的先天良性肿瘤，大多均属良性；在

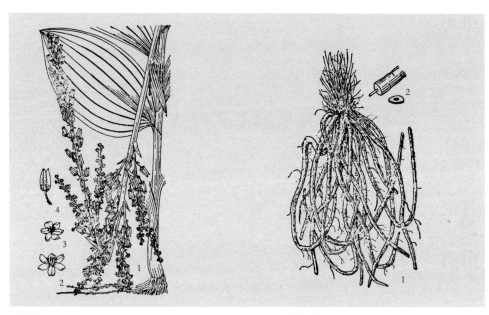

黑藜芦
1.植物全形　2.两性花　3.雄花　4.果实

藜芦药材
1.带有棕状毛的根　2.根的横切面并示木质部

后期有恶变者,色素痣一旦恶变,其恶性程度极高,转移率也最高,而且治疗效果不理想。该病可见于皮肤各处,面颈部、胸背为好发部位。少数发生在粘膜,如口腔、阴唇、睑结膜。对某些好发交界痣部位的色素痣及有恶变征状的色素痣应及时手术切除,或用针灸方法去除。

去粉痣

益母草①烧灰　鹦条石②各等分

上,和匀调敷。

【注释】

①益母草：味辛、苦，性凉。具有活血，祛瘀血，调经，消水之功。治疗妇女月经不调，胎漏难产，胞衣不下，产后血晕，瘀血腹痛，崩中漏下，尿血，泻血，痈肿疮疡。

②鹦条石：即鹰条石，石化的鹰屎白。

【译文】

益母草烧灰　鹦条石各等分

将烧成灰的益母草、鹦条石等量研成细末，和匀后以水调匀敷于粉刺处，有效。

治美人面上粉刺方

益母草烧灰，一两　肥皂①一两

共捣为丸，日洗三次，十日后粉刺自然不生②。须忌酒、姜，免再发也。

【注释】

①肥皂：即皂荚。

②粉刺：面生丘疹如刺，可挤出白色碎米样粉汁，故名粉刺。

【译文】

益母草烧灰，一两　肥皂一两

把烧成灰的益母草一两和一两肥皂共同捣烂，搓为丸，每天用之洗脸三次，十天后便不再长粉刺。必须忌酒类、生姜等辛热之品，以免复发。

【点评】

粉刺相当于现代医学的痤疮，是由于毛囊及皮脂腺阻塞、发炎所引发的一种慢性炎症性皮肤病，也是美容皮肤科的最常见的病种之一。发病部位以颜面为多，亦可见于胸背上部及肩胛处，胸前、颈后、臀部等处亦可发生。临床以白头粉刺、黑头粉刺、炎性丘疹、脓疱、结节、囊肿等为主要表现，自觉少有瘙痒或疼痛，病程缠绵，往往此起彼伏。这种疾病青春期多见，但也不完全受年龄阶段的限制，从儿童到成人，几乎所有年龄段的人都可以发病。

治粉刺黑斑方

五月五日①，收带根天麻白花者、益母紫花者②。天麻晒干烧灰，却用商陆根捣自然汁加酸醋作一处③，绢绞净，搜天麻作饼，炭火煅过④，收之半年方用，入面药尤能润肌。

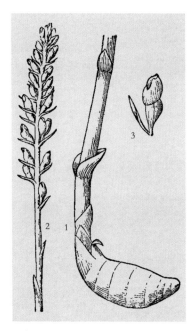

天麻
1.茎下部及根茎 2.花序 3.花及苞片

【注释】

①五月五日：农历五月五日，为传统的端午节，又称端阳节、午日节、五月节等。

②天麻：味甘，性平。归肝经。具有息风止痉，平肝潜阳，祛风通络之功。

③商陆：味苦，性寒，有毒。入脾、膀胱经。具有通二便，泻水，散结之功。主治：水肿，胀满，脚气，喉痹，痈肿，恶疮。

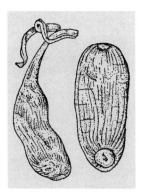

天麻药材

④炭火煅(duàn)：用炭火加热至高温，但不熔化，目的是使产生有用

的物理变化和化学变化，以便转化或除去所含不需要的某种物质。

【译文】

农历五月五日，采收开白花的带根天麻和开紫花的益母草。天麻晒干后烧为灰，将商陆根捣烂出汁并加酸醋，用细绢包裹将汁绞净，取汁和天麻灰做成饼，用炭火煅烧，储备半年后再使用，若加面粉更能润泽肌肤。

治面上酒渣粉刺方

硫磺^①　白矾^②　白附子　密陀僧_{各一钱}　白蔹

上，为细末。用猪爪一只，水三杓，熬成稠膏，去渣，以布滤过，入药末。每夜取一指于掌心，呵融搽之，不过六七日见效。

【注释】

①硫磺：味酸，性温，有毒。外用止痒、杀虫、疗疮，内服补火、助阳、通便。外治用于疥癣，秃疮，阴疽恶疮；内服用于阳痿足冷，虚喘冷哮，虚寒便秘。

②白矾：味酸、涩，性寒，有毒。归肺、脾、肝、大肠、膀胱经。消痰、燥湿，止泻，止血，解毒，杀虫。治癫痫，喉痹，疚涎壅甚，肝炎，黄疸，黄肿，胃、十二指肠溃疡，子宫脱垂，白带，泻痢，衄血，口舌生疮，疮痔疥癣，水、火、虫伤。

【译文】

硫磺　白矾　白附子　密陀僧_{各一钱}　白蔹

上述五味药共研细末备用。将一只猪爪加三勺水，熬成稠膏，取膏去猪爪骨，并用布滤汁，加入备用的药末。每晚取一指大小置掌心，以呵气呵热，待融化后搽于面部酒渣、粉刺处，不超过六七日便能见效。

【点评】

上方中的白附子，分关白附和禹白附两种，皆能祛风痰、定惊痫，《本草经疏》言关白附"辛温善散，故能主面上病而行药势也"。关白附兼能止痛，故本方所用白附子，当为毛茛科植物黄花乌头的块根，即关白附。

治妇人酒渣鼻及鼻上有黑粉痣

生硫磺①五钱　杏仁二钱　轻粉一钱

上，为末，每晚用酒调和，敷搽鼻上，早则洗，数次绝根。

【注释】

①生硫磺：外用止痒、杀虫、疗疮，内服补火、助阳、通便。详见"治面上酒渣粉刺方"注释。

【译文】

生硫磺五钱　杏仁二钱　轻粉一钱

上述三味药共同研成细末，每晚用酒调匀，敷于酒渣鼻、鼻上粉刺处，晨起以此洗面，用几次后便能根治。

【点评】

酒渣鼻是指因鼻色紫红如酒渣而得名。其病因、病机有以下几点：肺胃积热上蒸，复遇风寒外束，血瘀凝结而成；嗜酒之人，酒气熏蒸，复遇风寒之邪，交阻肌肤所致；毛囊虫寄生所引起等。皮损以红斑为主，多累及鼻准、鼻翼、两颊、前额等部位。少数鼻部正常，只发于两颊和额部。治疗上，内服宜凉血清热、和营祛瘀；外治可选用类似本方洗剂，效果不错。

去靥涂面方

轻粉五分　朝脑①五钱　朱砂②　川粉　山奈　鹰粪　干胭脂各一钱
以上为细末，唾津涂调搽面③。

【注释】

①朝脑：樟脑。味辛，性热，有毒。归心、脾经。具有除湿杀虫，温散止痛，开窍辟秽之功。主治：疥癣瘙痒，跌打伤痛，牙痛。

②朱砂：即硫化汞，味甘，性微寒，有小毒。归心经。具有清心镇惊，安神解毒之功。详见"好颜色又方"注释。

③唾津：即唾液。

【译文】

轻粉五分　朝脑五钱　朱砂　川粉　山奈　鹰粪
干胭脂各一钱

上述药物共同研为细末，以口水调匀后或涂于患处，或用于搽拭面部。

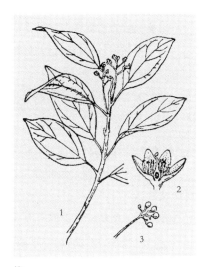

樟
1.花枝　2.花剖开示雌雄蕊　3.果序

【点评】

唾液是一种无色且稀薄的液体，被人们俗称为口水，虽然在古代被称为"金津玉液"，现代却向来给人以不洁、不雅之感。唾液具有湿润口腔和食物、溶解食物并不断尝到食物的味道、清洁和保护口腔、抗菌及消化等功能。

取黡五灰膏^①

桑柴灰^②　小灰　柳柴灰　陈草灰　石灰^③

上件，五灰用水煎浓汁，入酽醋点之^④，凝定不散收贮。

【注释】

①黡（yǎn）：面颊上的瘢痕。

②桑柴灰：为桑科植物桑的木枝所烧成的灰。味辛，性寒，有小毒。入肝、肾二经。主治：水肿，金疮出血，面上痣疣。

③石灰：为石灰岩经加热煅烧而成。味辛，性温，有毒。入肝、脾经。具有燥湿，杀虫，止血，定痛，蚀恶肉之功。主治：疥癣，湿疮，创伤出血，汤火烫伤，痔疮，脱肛，赘疣。内服止泻痢，崩带。

④入酽（yàn）醋：浓醋。

【译文】

桑柴灰　小灰　柳柴灰　陈草灰　石灰

上述五种灰用水煎取浓汁，沸时加入陈醋，冷凝固定不散后，收藏储存，有去面部斑黑的功效。

夜容膏治黡风刺面垢

白芷　白牵牛^①_{头末}　玉女粉^②　密陀僧　鹰条　白檀^③　白茯苓　白蔹　白丁香^④　白及

上，各等分，为细末，鸡清和为丸，阴干，每用唾津调搽面，神效。

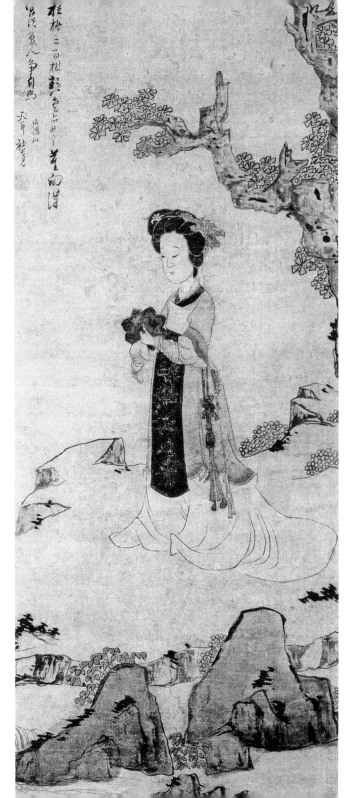

陈洪绶《对镜仕女图》

　　蔡邕《女诫》：心犹首面也，是
以甚致饰焉。面一旦不修饰，则尘
垢秽之；心一朝不思善，则邪恶入
之。咸知饰其面，不修其心，惑矣。
夫面之不饰，愚者谓之丑；心之不
修，贤者谓之恶。愚者谓之丑犹
可，贤者谓之恶，将何容焉？

【注释】

①白牵牛：味苦、辛，性寒。具有利水通便，祛痰逐饮，消积杀虫之功。详见"金国宫中洗面八白散方"注释。

②玉女粉：主要由益母草炮制而成。

③白檀：味辛，性温，无毒。主治：乳腺炎，淋巴腺炎，肠痈，疮疖，疝气，荨麻疹，皮肤瘙痒。详见"梨花白面香粉方"注释。

④白丁香：雄雀矢，味苦，性温，外用治浸淫疮癣。

【译文】

白芷　白牵牛头末　玉女粉　密陀僧　鹰条　白檀　白茯苓　白蔹　白丁香　白及

上述各药取等量，共同研成细末，用蛋清调匀和为小丸，避日晒阴干，每次用时取一丸用清水化开调匀，用此搽脸对于祛面部粉刺和暗沉有奇效。

【点评】

神仙玉女粉据说是武则天所用的美容秘方，唐代官修药典《新修本草》中记载了其制作方法：农历五月五日采益母全草，要求不带土，晒干后以玉槌或鹿角槌研细过筛，加入适量面粉和水，调和后捏成鸡蛋大小的药团，晒干。将药团放入黄泥炉中，炉子要四旁开窍，药团上下均放木炭。大火烧一顿饭时间，然后用文火慢慢一昼夜后，将药取出凉透，再研细，过筛，放入干燥瓷皿中。用时加十分之一的滑石粉和百分之一的胭脂调匀，用以洗面、洗手或沐浴。据《新唐书》载，武则天用此方法，八十高龄时仍不显衰老。

青楼美人时疮后面上有靥痕方①

人精②二钱　鹰屎白③二钱

和匀，加蜜少许，涂上二三日，即光，亦可治瘢。

【注释】

①时疮：杨梅疮之一种。脾胃积热上攻于唇而发的口唇疮疡。靥(yǎn)：黑痣，瘢痕。

②人精：首乌，外用常用生者。生首乌味甘、苦，性平。归心、肝、大肠经。有解毒润肠功效，治疗痈疽毒疮、疥癣等。

③鹰屎白：带白头的鹰粪。

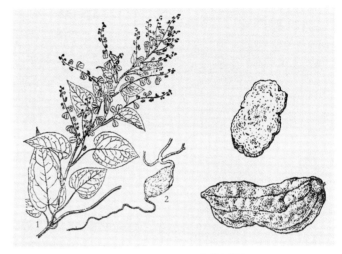

何首乌
1.花果枝　2.块根

【译文】

人精二钱　鹰屎白二钱

以上二味药研末和匀，加少量蜂蜜，涂患处，二三天即可祛靥痕，亦可以用来治疗瘢痕。

【点评】

鹰屎白最善于消除各种瘢痕、疙瘩，可以使雀斑祛除之后不留任何痕迹。

美人面上忽生白驳神方①白驳似癣非癣，皮渐生白，无药可治。

鳗鲡鱼脂②火炙出，一两

先拭驳上，刮使燥痛，后以油涂之，神效。

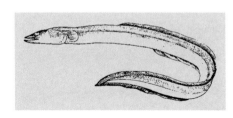

鳗鲡

【注释】

①白驳：白癜风。

②鳗鲡鱼脂：鳗鲡科动物鳗鲡的脂肪油，味咸，性寒。有清热，解毒，消肿的功效。

【译文】

鳗鲡鱼脂火炙出，一两

将鳗鲡鱼置以火炙，出油，擦拭白驳处，刮除外面脱屑至患者感燥痛，后用油脂涂于患面，有奇效。

【点评】

白驳即白癜风，是一种原发性的局限性或泛发性皮肤色素脱失症。中医古代文献对此记载较早，隋代称之为"白癜"、"驳白"、"斑白"、"斑驳"。清代王清任《医林改错》认为本病由于血瘀皮里而成，并首创通窍活血汤，主张用活血祛瘀法治疗本病，为后世研究本病开拓了新途径。本病临床上较常见，以皮肤颜色减退、变白、境界鲜明、无自觉症状为特征。此病易于诊断而难于治疗，影响美容。我国约有千万人发病，可以累及所有种族，男女发病无显著差别。其发病多由外感风邪；内由七情内伤、五志不遂，气机逆乱，气血不和或久病失养，损精伤血，伤及肝肾，以致精血不能化生，皮毛失其所养而发病。治疗上当辨证论治，宜调和气血、滋补肝肾等。本方不失为治疗白癜风的验方。

治美人面上皱路方

大猪蹄①四枝，洗净

煮浆如胶，临卧时，用涂面上，早以浆水洗之。半月后，面皮细急如童女。

【注释】

①猪蹄：即猪脚，味甘、咸，性平。作用较多，如清代王士雄《随息居饮食谱》所载，能"填肾精而健腰脚，滋胃液以滑皮肤，长肌肉可愈漏疡，助血脉能充乳汁，较肉尤补。"宋代苏颂《本草图经》认为可行妇人乳脉，滑肌肤。汉代名医张仲景就有一个"猪肤方"，就指出猪蹄上的皮有"和血脉，润肌肤"的作用。

【译文】

大猪蹄四枝，洗净

取四只大猪蹄，洗干净后置锅内久熬，直至肉浆如胶状，睡前涂于脸上，早晨用酸浆水洗净。半个月后皮肤紧致细滑如女童。

【点评】

猪蹄中含有大量的胶原蛋白质，它在烹调过程中可转化成明胶。明胶具有网状空间结构，它能结合许多水，增强细胞生理代谢，有效地改善机体生理功能和皮肤组织细胞的储水功能，使细胞得到滋润，保持湿润状态，防止皮肤过早褶皱，延缓皮肤的衰老过程。

又妙方

麋角①二两

用蜜水细磨如糊，常用涂面，光彩照人可爱。

【注释】

①麋角：鹿科动物麋鹿的骨化老角。味甘，性温。具有强筋骨，益血脉之功。主治：虚劳内伤，腰膝不仁，筋骨疼痛。

【译文】

麋角二两

香奁润色

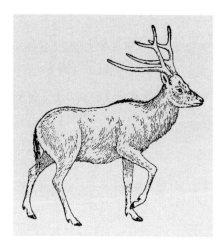

麋鹿

将麋角用蜂蜜水研磨细如糊状，经常用之涂面部，可使面部光泽、年轻。

【点评】

此篇所论述之"瘢痣部"疾病，其实主要指头面部损容性疾病，是指在颜面、头颈等暴露于外的部位出现严重影响人的外貌美，给人带来精神痛苦的多种皮肤疾病，诸如面部的粉刺、雀斑、黄褐斑、黑痣，鼻部的酒渣鼻等。此类损容性疾病因其好发于头面部而直接影响人的审美视觉，对人的容貌及心理产生影响而严重妨碍了人体美的展现。此篇胡氏所选方药以"白"字命名的较多，如：白附子、白及、白蔹、白茯苓等等，中医理论认为五色中白色属金，此类药物入肺，使肺脏功能健全，通过肺气的宣发功能，使皮毛得到卫气的保护，津液、水谷精微的滋养，一方面提高了皮毛抵御病邪侵袭的能力，另一方面使肌肤、毛发得到津液、水谷精微的滋养而保持红润光泽。其次，用取类比象的方法，联系美容最主要的一项内容：嫩白肌肤，在强调增白效果时，可以使用此类药物。

唇齿部

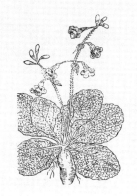

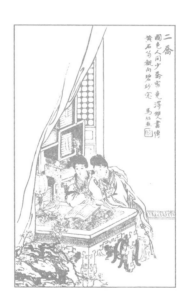

治冬月唇面皴裂方

用猪脂煎熟[1]，夜敷面卧，远行野宿不损。

【注释】

①猪脂：为猪科动物猪脂肪熬炼而成。色白，呈油膏状。猪脂性寒，味甘。

【译文】

提炼猪白油，用时温热，晚上睡前敷面及唇部，即使远行露宿，唇面也不会有损伤。

【点评】

本方是治疗冬季唇面部皴裂的方子。猪脂每100克含脂肪99.6克，糖类0.2克，维生素A有27微克，维生素B_1有0.02毫克，维生素B_2有0.03毫克，维生素E有5.2毫克，并含少量油酸。猪脂主要为食用，也可制皂。可补虚，润燥，解毒。主治：脏腑枯涩，大便不利，燥咳，皮肤皴裂。

治冬月唇干折出血[1]

用桃仁为细末[2]，猪脂调敷。

【注释】

①干折：干裂。

②桃仁：味苦、甘，性平。具有活血祛瘀，润肠通便，止咳平喘之功。详见"涂面药方"注释。

【译文】

将桃仁研细末，用猪白油调匀敷唇部。

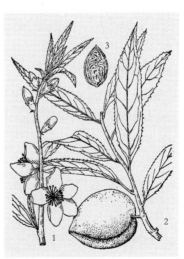

桃
1.花枝 2.果枝 3.果核

常用白牙散

石膏^①四两　香附^②一两　白芷^③　甘松^④　山柰^⑤　藿香^⑥　沉香^⑦
零陵香^⑧　川芎^⑨各二钱半　防风^⑩五钱　细辛^⑪二钱五分

上，为末，每日早晨常用。

【注释】

①石膏：石膏作为一种矿物，主要化学成分是硫酸钙（$CaSO_4$）。味辛、甘，性寒。入肺、胃经。具有解肌清热，除烦止渴，清热解毒之功。主治：热病壮热不退，心烦神昏，谵语发狂，口渴咽干，肺热喘急，中暑自汗，胃火头痛、牙痛，热毒壅盛，发斑发疹，口舌生疮。煅敷生肌敛疮。外治痈疽疮疡，溃不收口，汤火烫伤。

②香附：又名香附子等。多年生草本。具有理气解郁，调经止痛之功。详见"洗面去皯痕方"注释。

③白芷：又名芳香、苻蓠、泽芬、白茝、香白芷等。性温，味辛。具有祛风湿，活血排脓，生肌止痛之功。用于头痛，牙痛，鼻渊，肠风痔漏，赤白带下，痈疽疮疡，皮肤瘙痒等症。

④甘松：又名香松、甘松香。具有行气止痛，开郁醒脾之功。外用祛湿消肿。详见"洗发香润方"注释。

⑤山柰（nài）：又名沙姜、三柰。味辛，性温。具有温中散寒，理气止痛的功效。

⑥藿香：唇形科多年生草本植物。具有祛暑解表，化湿和胃之功。详见"洗头方散"注释。

⑦沉香：味辛、苦，性温。具有降气温中，暖肾纳气之功。详见"金主绿云油方"注释。

⑧零陵香：又名熏草、燕草、蕙草、铃铃香、铃子香等。详见"生发方"注。

⑨川芎（xiōng）：原名芎䓖。常用于活血行气，祛风止痛。详见"生发方"注释。

⑩防风：味辛、甘，性微温。具有祛风解表，胜湿止痛，止痉定搐之功。详见"醒头香"注释。

⑪细辛：味辛，性温。具有解表散寒，祛风止痛，温肺化饮，通窍之功。详见"玉容方"注释。

【译文】

石膏四两　香附一两　白芷　甘松　山柰　藿香　沉香　零陵香　川芎各二钱半　防风五钱　细辛二钱五分

将上述各药共同研为细末，清晨用粉末搋齿，常用可以使牙齿洁白。

【点评】

现代医学认为，牙齿色泽变化的主要原因，一是幼时长期服用四环素等类药物，以致硬组织的钙化受到抑制，同时进入牙体内的四环素等与牙齿硬组织易形成稳固的四环素钙化复合物在牙齿沉积，故又称"四环素牙"。二是慢性氟中毒者，轻者牙齿呈白垩色，重则呈黄褐色。三是吸烟者焦烟油沉积于牙面形成黑色烟斑。此外大量喝浓茶或者经常不刷牙也可导致牙齿发黄。方中石膏清热，白芷、川芎、防风、细辛等祛风止痛，甘松、藿香除湿和胃，山柰、沉香、香附温中理气，诸药合用能温肾祛邪，起到洁齿作用。

治女人齿黑重白方

松节①烧灰，一两　软石膏②一两

研末频擦，一月雪白。须忌甜酒、大蒜、榴、枣、蜜糖。

【注释】

①松节：为松科植物油松、马尾松、赤松、云南松等枝干的结节。味苦，性温。归肝

经。具有祛风燥湿,止痛之功。用于风寒湿痹,历节风痛,脚痹痿软,跌打伤痛。

②软石膏:石膏的别名。具有解肌清热,除烦止渴,清热解毒之功。主治:热病壮热不退,心烦神昏,谵语发狂,口渴咽干,肺热喘急,中暑自汗,胃火头痛、牙痛,热毒壅盛,发斑发疹,口舌生疮。外治痈疽疮疡,溃不收口,汤火烫伤。

【译文】

松节烧灰,一两　软石膏一两

将上述两味药研细末,经常用来擦牙齿,一月后牙齿雪白。必须要避免食用甜酒、大蒜、石榴、红枣、蜜糖等食物。

【点评】

本方是治疗女人牙齿色黑,使牙重新洁白的方剂。使用这一方剂时,要避免食用甜酒、大蒜、石榴、红枣、蜜糖等这类易染色或易坏牙的食物。

"唇齿部"的方剂,其中防止冻裂伤、滋润面唇部的中药善用脂类物质,如猪脂、桃仁,既天然又无刺激性,实为古代常用之品。白牙方剂中石膏对牙齿有增白功效,配用芳香类药物还有祛除口中异味的功效。

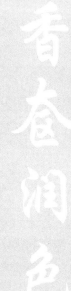

香奁润色

乳部

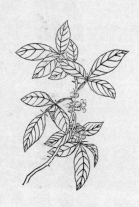

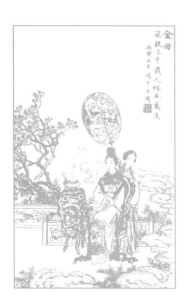

金母
花說三千歲人程至萬逢
丙申七夕 溪中子寫

妇人无乳

通草^①三钱　穿山甲^②炒成珠，为末，一分二钱半

雄猪前蹄，煮烂去肉煎药，先服肉，次药。

【注释】

①通草：味甘、淡，性微寒。归肺、胃经。具有清势利水、通乳之功。主治：淋症涩痛，小便不利，水肿，黄疸，湿温病，小便短赤，产后乳少，经闭，带下。

②穿山甲：具有活血散结，通经下乳，消痈溃坚之功。主治：血瘀经闭，症瘕，风湿痹痛，乳汁不下，痈肿，瘰疬等症。

【译文】

通草三钱　穿山甲炒成珠，研为末，一分二钱半

将公猪前蹄一只煮烂后去肉，以肉汤煎二味药，服用时先吃猪蹄肉，后喝药汤，可以下乳。

【点评】

本方是治疗妇人产后无乳汁的方剂。通草入胃经，多用于产后乳汁不畅或不下，通胃气上达而下乳汁，多与穿山甲等同用，如清代沈金鳌《杂病源流犀烛》中通乳汤。

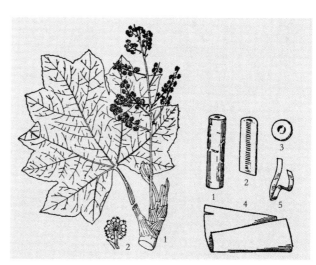

通脱木
1.花枝　2.果序及苞片

通草药材
1.外形　2.纵切面　3.横切面
4.方通草　5.丝通草

隋代巢元方《诸病源候论·妇人产后病诸候下·产后乳无汁候》曰"妇人手太阳、少阴之脉，下为月水，上为乳汁。妊娠之人，月水不通，初以养胎，既产则水血俱下，津液暴竭，经血不足者，故无乳汁也。"说明了乳汁的形成及产后无乳的机理。至宋代陈无择《三因极一病证方论·下乳治法》曰"产妇有两种乳脉不行：有气血盛而雍闭不行者，有血少气弱涩而不行者"，说明本证的病因、病机有虚实之分，并有"漏芦散"、"成炼钟乳散"等方剂的治疗，对后世研究本证很有启迪。至清代《傅青主女科》更加明确了本证有气血两虚、肝气郁结的病因病机，从而提出了"补气以生血"和"大舒其肝木之气"相应治法。综上所述，历代医家已明确"妇人产后无乳"多是由于产后失血过多造成气血两虚或产后暴怒等造成气滞血瘀、经脉不利所致。

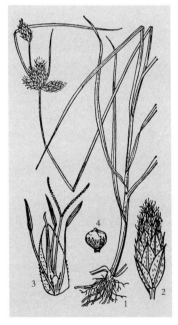

荆三棱
1.植物全形 2.穗 3.花 4.果实

女人乳无汁方

天花粉[①]二钱

滚汤调服，日二进，夜汁流出。外用京三棱煎汤洗[②]。

【注释】

①天花粉：味甘、微苦，性微寒。具有清热生津，消肿排脓之功。详见"又方令面手如玉"注释。

②京三棱：味苦，性平，无毒。

【译文】

天花粉二钱

用沸水冲天花粉，调匀后服用，一天喝两次，至晚上便有乳汁流出。内服兼外用京三棱煎药汁外洗。

【点评】

本方使用时,除内服天花粉外,同时要外用京三棱煎药汁外洗,一次用三个京三棱煎汁即可,可治疗产后无乳汁。

女人乳肿神方①

杨柳根皮②四两

水熬烂,温熨肿处,一宿愈。

【注释】

①乳肿:病名,乳房部之肿胀或生块状肿物,是乳痈的始发证候。

②杨柳根皮:味苦,性寒,无毒。主治:风毒肿痛,乳痈初起。

【译文】

杨柳根皮四两

将杨柳根皮以水熬烂,以纱布裹上趁温敷熨于肿痛处,一夜便好。

【点评】

本方用以治疗乳房肿痛初起者。乳肿,病名,乳房部之肿胀或生块状肿物。隋代巢元方《诸病源候论》曾说明此疾病之病因、病机:"足阳明之经,胃之脉也。其直者,从缺盆下于乳。因劳动则足腠理虚,受风邪,入于荣卫,荣卫否涩,血气不流,热结于乳,故令乳肿。其结肿不散,则成痈。"或谓"热食汗出,露乳伤风,喜发乳肿",是乳痈的始发证候,治疗时宜疏肝风、清胃热、活血消肿。速下乳汁,导其壅塞,是消肿预防成痈的重要方法。内服药宜选逍遥散,或用小柴胡汤加减;外治可用热敷之品或熨、或贴均可,促其肿胀之消散。

又方

马溺①，涂之立愈。

【注释】

①马溺：白马尿，味辛，性微寒，有毒。主治：妇女乳肿，痞块心痛。

【译文】

用白马尿外涂搽于乳肿处，消肿很快。

治乳毒①

葫芦芭②焙燥为末，一两　白芷三钱　乳香③
没药④各钱

无灰酒调服⑤。

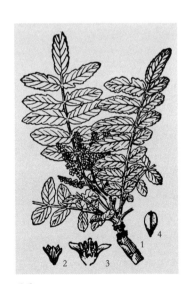

乳香
1.花枝　2.花萼　3.花纵剖示雄蕊腺体及
雌蕊　4.果实

【注释】

①乳毒：病名，指非孕期、哺乳期妇人乳房皮下肿
胀疼痛或乳痈。

②葫芦芭：亦名苦豆。主治：小肠气痛，肾脏虚
冷，腹胁胀满，疝瘕，偏坠或小肠疝气，寒湿脚气（腿
膝疼痛，行走无力），小腹有可动硬块，痛不可忍。

③乳香：味辛、苦，性温。入心、肝、脾经。具有调
气活血，定痛，追毒之功。主治：气血凝滞，心腹疼痛，
痈疮肿毒，跌打损伤，痛经，产后瘀血刺痛。

④没药：为橄榄科植物地丁树或哈地丁树的干燥树脂，又名末药。味苦、辛，性平。入肝、脾、心、肾经。有活血止痛、消肿生肌等功效，主治：胸腹瘀痛，痛经，经闭，症瘕，跌打损伤，痈肿疮疡，肠痛，目赤肿痛。

⑤无灰酒：是不放石灰的酒。古人在酒内加石灰以防酒酸，但能聚痰，所以药用须无灰酒。今用黄酒配药为佳。

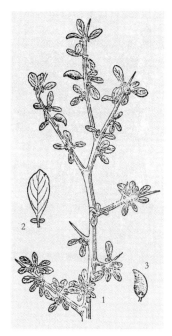

没药树
1.果枝　2.叶　3.果实

【译文】

葫芦芭焙燥为末，一两　白芷三钱　乳香　没药各钱

上述四味药研细末，用黄酒调匀内服，用来治疗妇人乳房肿毒。

【点评】

乳毒，病名。见宋代王怀隐《太平圣惠方》。乳毒一指非孕期、哺乳期妇人乳房皮下肿胀疼痛者。《医宗金鉴》："又有至如内未怀胎，外未行乳而生毒者，系皮肉为患，未伤乳房，此肝胃湿热凝结而成乳毒也，法当按疮疖治之，无有不效者。"乳毒又指产后乳痈。《外科大成》："有儿食乳内外吹，又名乳毒。"

治乳痈

虾蟆皮①初服七株，次服倍用　青桑头②初服七枝，次服倍用

上，二物一处研细，冬则用根，酒解随量饮；其渣加蜜于中，敷乳上，即用草苇③、白芷、荆芥煎汤薰洗。每服药一次，即洗一次。如未效，以龙舌草即蔓尾草、忍冬藤二件④，研细蜜调敷，仍服托里散⑤。如毒已

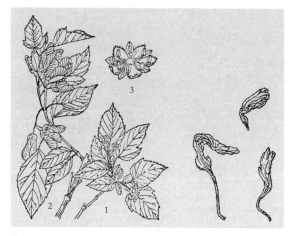

桑芽　　　　　　　　　　桑芽药材
1.花枝　2.果枝　3.雄花

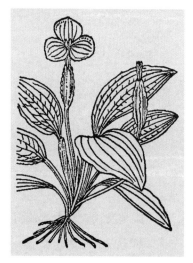

龙舌草（水车前）

结了，先用桐油调盐搽了[6]，用后药：

　　水枝叶[7]　黄花草[8]即金钱花　水苋[9]　青桑头上，细研，蜜调敷之。

【注释】

　　①虾蟆皮：为蛙科动物泽蛙的皮。主治：疖肿，瘰疬。

　　②青桑头：桑芽。气香味苦，代茶饮可退热明目。

　　③草芎（xiōng）：甘草和川芎。

　　④龙舌草：味甘、淡，性凉。功效清热化痰，解毒利尿。用于肺热咳嗽，肺结核，咳血，哮喘，水肿，小便不利；外用治痈肿，烧烫伤。忍冬藤：又名忍冬、银花藤、金银藤、老翁须、金钗股、大薜荔、水杨藤、千金藤、鸳鸯草、金银花藤等。味甘，性寒。归肺、胃经。具有清热解毒，疏风通络之功。用于温病发热，热毒血痢，痈肿疮疡，风湿热痹，关节红肿热痛等症。

　　⑤托里散：出自明代张景岳《景岳全书》，主治一切疮毒。

　　⑥桐油：味甘、辛，性寒，有毒。具外用治疥癣，臁疮，汤火伤，冻疮皲裂。

⑦水枝叶：即水栀叶。味涩，性平。具消肿功能。治跌打损伤。

⑧黄花草：黄花菜的别名。味甘，性平。有养血平肝，利尿消肿功效。治头晕，耳鸣，心悸，腰痛，吐血，衄血，大肠下血，水肿，淋病，咽痛，乳痈。

⑨水苋（xiàn）：味苦涩，性微寒。具消瘀，止血，接骨功用。

【译文】

虾蟆皮 *初服七株，次服倍用*　青桑头 *初服七枝，次服倍用*

将上述药物共同研细末，冬天就用青桑根，以酒浸泡，随个人酒量而适当饮用；药渣加白蜜调匀敷乳房上，并用草芎、白芷、荆芥煎药汁熏洗。每服一次药，就熏洗一次。若上法无效，用龙舌草、忍冬藤二药研细后用白蜜调匀敷患处，内服托里散。若肿毒已结块，先用桐油加食盐调匀擦患处，再将水枝叶、黄花草即金钱花、水苋、青桑头研细末，以白蜜调匀外敷。

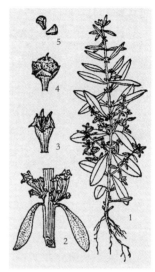

水苋
1.植物全形　2.小枝的一部，示腋生的花序　3.花　4.蒴果　5.种子

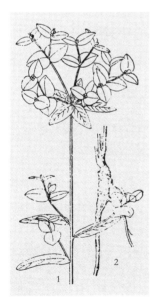

九牛造
1.花枝　2.根

又方

九牛叶一握[①]，研细酒调服，淬敷乳上，即效。

【注释】

①九牛叶：九牛造茎叶。有止血，止痛，生肌功效。晒干研粉敷外伤，鲜者捣敷无名肿毒。

【译文】

取一把九牛叶研成细末后，用酒调匀内服，药渣敷在乳房上，立即见效。

【点评】

本方对于乳痈初起的患者马上见效。

又方

鼠粪^①两头尖者，一合^②

收干铜杓焙燥，以麻油小半盏拌匀，再焙干，约手捻得开，用无灰酒调，作二次服之，出脓即收口矣。

【注释】

①鼠粪：牡鼠粪，味苦、咸，性寒，入肝、肾、大肠经。具有导浊行滞，清热通瘀之功。治伤寒劳复发热，疝瘕，腹痛，淋浊，经闭，疳积，乳痈，鼠瘘，疔肿。

②合：为中国古代计量单位，约0.18公斤，十合为一升。

【译文】

鼠粪两头尖者，一合

将鼠粪置于干燥铜杓内焙干，用麻油小半盏拌匀，再焙干，火候以手捻即成粉，用黄酒调匀，分两次服用，使乳房痈肿溃破出脓随即收口便愈。

【点评】

类似方剂在古代中医其他典籍中也有记载，如唐代孙思邈《千金方》载治乳痈：大黄、鼠屎（湿者）、黄连各一分。为末，以黍米粥清和，敷乳四边。无黍米，用粳米并得。

又方

雄黄^①一钱　木梳内油腻二钱
上糊为丸，雄黄为衣，好酒送下，立效。

【注释】

①雄黄：又称作石黄、黄金石、鸡冠石，是一种含硫和砷的矿石，味辛，性温，有毒。归肝、大肠经。具有解毒杀虫，燥湿祛痰，截疟之功。用于痈肿疔疮，蛇虫咬伤，虫积腹痛，惊痫，疟疾。

【译文】

雄黄一钱　木梳内油腻二钱

将雄黄研细，与木梳内油腻和为糊状，搓为丸剂，外裹雄黄粉为衣，用黄酒送服，很快有效。

又方不拘内吹^①，外吹^②，但囊烂不尽者治。

桑黄^③
上，一味，为末，好酒送下，取微汁为率。不愈再服，三日一服。

【注释】

①内吹：病名。孕妇乳房化脓性感染为内吹。
②外吹：病名。哺乳期者乳房化脓性感染为外吹。

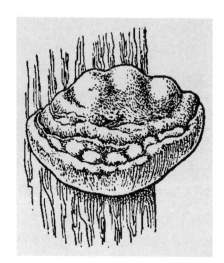

针层孔菌（桑黄）

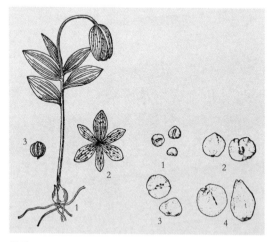

贝母
1.植物全形　2.花　3.果实

川贝药材
1.珍珠贝　2.松贝　3.青贝　4.炉贝

（3）桑黄：别名猢狲眼、桑耳、针层孔菌。味微苦，性寒。功能利五脏，软坚，排毒，止血，活血，和胃止泻。主治：淋病，崩漏带下，症瘕积聚，癖饮，脾虚泄泻。

【译文】

桑黄

将上面一味药研细末，黄酒送服，取微汁为率。若不愈，三日后再服。

【点评】

本方治疗乳痈溃脓糜烂不愈者。乳房患有痈肿脓痒者，称为"乳痈"，大多数发生于产褥期内。根据发病时期的不同，又有几种名称：发生于哺乳期者，称外吹乳痈，即在哺乳期因乳汁蓄积而发病；发生于妊娠期者，名内吹乳痈，因胎气旺而上冲所致；在非哺乳期和非怀孕期发生者，名非哺乳期乳痈，由肝经郁滞与阳明壅热互结，使乳络阻塞壅结而成。本病相当于西医的急性乳腺炎。

又方

贝母[1]去心

上，一味，为末，每日空心酒送下二钱，日一服，最忌色欲。

【注释】

①贝母：味苦、甘，性微寒。归肺、心经。具有清热润肺，化痰止咳之功。用于肺热咳嗽，干咳少痰，阴虚劳嗽，咯痰带血。

【译文】

贝母去心

将上面贝母这一味药研为细末，每天空腹用黄酒送服二钱，一日服一次，忌房事。

妇人奶岩久不愈者①

桦皮②　油核桃③俱烧存性④　枯矾⑤　轻粉⑥少许

上，香油调敷。

【注释】

①奶岩：乳岩，指乳痈之至牢有根而硬如石者，也见于乳腺癌。

②桦皮：味苦，性寒。具清热利湿，祛痰止咳，消肿解毒之功。

③油核桃：味辛，性热，有毒。具有杀虫攻毒，润须发之功。主治：痈肿，疥癣，麻风，梅毒，白秃等。

④烧存性：中药炮制方法之一。是把药烧至外部焦黑，里面焦黄为度，使药物表面部分炭化，里层部分还能尝出原有的气味，即存性。

⑤枯矾：取净白矾，照明煅法煅至松脆。味酸、涩，性寒，有毒。入肺、脾、肝、大肠经。外用解毒杀虫，燥湿止痒；内服止血止泻，祛除风痰。外治用于湿疹，疥癣，聤耳流脓；内服用于久泻不止，便血，崩漏，癫痫发狂。

⑥轻粉：汞粉，为粗制氯化亚汞结晶。外用杀虫，内服有毒。现代药理证实外用有抗真菌的作用。

【译文】

桦皮　油核桃全都烧存性　枯矾　轻粉少许

上述四味药研细末，用香油调匀外敷。

【点评】

此方治疗乳岩久不愈合者。

乳部主要介绍了治疗产后无乳、乳房肿痛（尤其是哺乳期）等用方。此类疾病多由产妇情志不畅，加之饮食厚味，肝气不得疏泄，从而导致经络阻塞、气血瘀滞。因此哺乳期妇女当注意以下几点：应保持精神舒畅；经常用温热水擦洗乳头，保持乳头清洁；若有乳头内陷，则应经常挤捏提拉矫正；应养成定时哺乳的习惯，保持乳汁排出通畅。

香奁润色

身体部

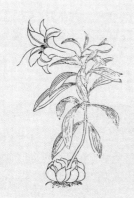

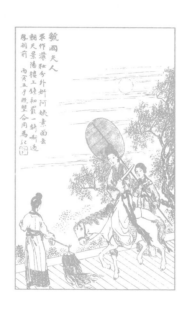

汉宫香身白玉散

白檀香^①一两　排草^②交趾真者^③，一两

上，为细末，暑月汗出，常用敷身，遍体生香。

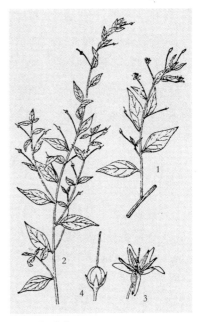

细梗香草（排草）
1.花枝　2.果枝　3.花　4.果实

【注释】

①白檀香：即檀香。味辛，性温。入肺、胃、脾经。具有理气宽胸，散寒止痛之功。凡胸腹疼痛，噎膈呕吐等症，均可应用。

②排草：细梗香草。味甘，性平，无毒。主治：感冒，咳喘，风湿痛，月经不调，水肿。

③交趾：又名交阯，中国古地名，位于今越南境内。

【译文】

白檀香一两　排草交趾真者，一两

上二味药细研为末，夏天出汗时常用来敷身上，可以使全身散发香气而无汗味。

【点评】

本方为汉朝宫廷所使用的香身的方子。

涤垢散

白芷^①二两　白蔹^②一两五钱　茅香^③五钱　山奈^④一两　甘松^⑤一两

白丁香^⑥一两　金银茶^⑦一两　干菊花^⑧一两　辛夷花^⑨一两　羌活^⑩一两

蔷薇花⑪一两　独活⑫一两五钱　天麻⑬五钱　绿豆粉⑭ ⺆　石碱⑮五钱
马蹄香⑯五钱　樱桃花⑰五钱　雀梅叶⑱五钱　鹰条⑲五钱　麝香⑳五钱　孩
儿茶㉑五钱　薄荷叶㉒五钱

上，共为细末，以之擦脸、浴身，去酒刺、粉痣、汗斑、雀斑、热瘰㉓，
且香气不散。

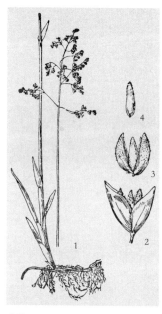

茅香
1.植物全形　2.小穗　3.去颖小穗
4.孕花

【注释】

①白芷（zhǐ）：也叫辟芷。多年生草本植物，根粗大，中医以其根入药。详见"生发方又名生秃乌云油方"注释。

②白蔹（liǎn）：又名白根、昆仑、猫儿卵、鹅抱蛋、见肿消、穿山老鼠、白水罐、山地瓜、铁老鼠、母鸡带仔、老鼠瓜薯、山栗子、八卦牛、白浆罐等。味苦、甘、辛，性凉。归心、肺、肝、脾经。具有清热解毒，散结止痛，生肌敛疮之功。主治：疮疡肿毒、瘰疬、烫伤、湿疮、温疟、惊痫、血痢、肠风、痔漏、白带、跌打损伤，外伤出血等症。

③茅香：茅香根状茎干燥后具香气，具有凉血，止血，清热利尿之功。详见"洗头方散"注释。

④山柰（nài）：又名沙姜、三柰。味辛，性温。具有温中散寒，理气止痛的功效。

⑤甘松：又名香松、甘松香。具有行气止痛，开郁醒脾之功。外用祛湿消肿。详见"洗发香润方"注释。

⑥白丁香：味苦，性温。外用治浸淫疮癣。

⑦金银茶：有清热解毒，通经活络，护肤美容之功效。

⑧菊花：味甘、苦，性微寒，具有散风清热，平肝明目之功。主治：风热感冒，头痛眩晕，目赤肿痛，眼目昏花。

⑨辛夷花：又名木笔花、望春花、玉兰花，为木兰科落叶灌木植物辛夷的花蕾。味辛，性温。归肺、胃经。具有祛风寒，通鼻窍之功。用于风寒头痛，鼻塞，鼻渊，鼻流浊涕。

⑩羌活：味辛、苦，性温。归膀胱、肾经。具有散表寒，祛风湿，利关节，止痛之功。主治：外感风寒，

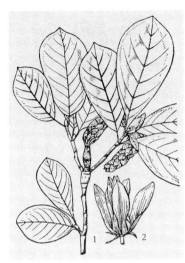

辛夷
1.果枝　2.花

头痛无汗，寒湿痹，风水浮肿，疮疡肿毒。

⑪蔷薇花：味甘、酸，性凉。入脾、肺、大肠经。蔷薇花有清暑化湿，顺气和胃，止血的功效。对痢疾、胸闷、中暑都有一定的疗效，同时还是治疗厌食、口疮溃疡的良药。

⑫独活：为伞形科植物重齿毛当归的干燥根。味辛、苦，性微温。归肝、肾、膀胱经。具有

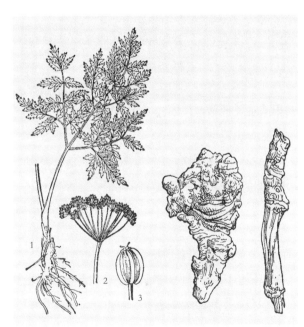

羌活
1.植株一部分　2.果序　3.双悬果

羌活药材
左：大头羌　右：条羌

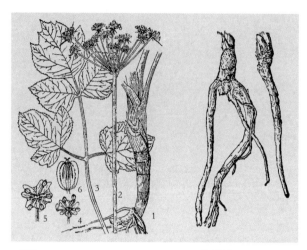

独活
1.根及茎　2.果序　3.叶　4～5.花
6.果实

独活药材

祛风胜湿，散寒止痛之功。用于风寒湿痹，腰膝疼痛，少阴伏风头痛等。

⑬天麻：味甘，性平。归肝经。具有息风止痉，平肝潜阳，祛风通络之功。

⑭绿豆粉：又名真粉，为豆科植物绿豆的种子经水磨加工而得的淀粉。绿豆味甘，性凉。有清热，解毒，祛火之功效，是中医常用来解多种食物或药物中毒的一味中药。夏秋季节，绿豆粉是排毒养颜的佳品。具有清热消暑，凉血解毒之功。用于痈疽疮肿初起，烫伤，跌扑伤等症，并解热药及酒食诸毒。

⑮石碱：味辛，性寒，无毒。主治男女转脬，小便困难，牙龈出血，汤火灼伤，小儿丹毒等症。

⑯马蹄香：味微辛、苦、甘、淡，气香，性平，无毒。入肝、肾、小肠、膀胱经。内服利尿通淋，清热除湿，解暑，消风散气，去积，活血。外治痈肿疔疮等。主治：急性黄疸型肝炎，血尿，砂淋，尿血，伤风风头痛，胃痛，风嗽，小便不利，风湿水肿，久积酸痛。

⑰樱桃花：味甘、微酸，性温。入脾、肝经。具有补中益气，祛风胜湿之功。主治：病后体虚气弱，气短心悸，倦怠食少，咽干口渴，及风湿腰腿疼痛，四肢不仁，关节屈伸不利，冻疮等病症。

⑱雀梅叶：味酸，性凉。有清热解毒功能。主治：疮疡肿毒，汤火伤，疥疮，漆疮。

⑲鹰条：鹰屎白，带白头的鹰粪。

⑳麝香：为雄麝的肚脐和生殖器之间的腺囊的分泌物，干燥后呈颗粒状或块状，有特殊的香气。详见"黑发麝香油方"注释。

㉑孩儿茶：味苦、涩，性微寒。归肺经。具有收湿，生肌，敛疮之功。用于溃疡不敛，湿疹，口疮，跌扑伤痛，外伤出血。

㉒薄荷叶：植物薄荷的叶子，味道清凉，具有医用和食用双重功能，主要食用部位为茎和叶，也可榨汁服。在食用上，既可作为调味剂，又可作香料，还可配酒、冲茶等。薄荷味辛，性凉。归肺、肝经。具有疏风散热，清头目，利咽喉，透疹，解郁的功效。用于风热表症，头痛眩晕，目赤肿痛，咽痛声哑，鼻渊，牙痛，麻疹不透，隐疹瘙痒，肝郁胁痛脘胀，瘰疬结核等症。

㉓酒刺：生在面部的黄色或红褐色的小疙瘩。用指甲挤压，可挤出脂肪状颗粒。也称粉刺或面疱。

汗斑：是花斑癣的俗称，是由糠批马拉色菌感染表皮角质层引起的一种浅表真菌病。青年人，特别是男青年，由于活动多而出汗多，如果不及时换洗衣服和揩干皮肤，则很容易发生花斑癣。热瘰(luǒ)：热性疮疡。

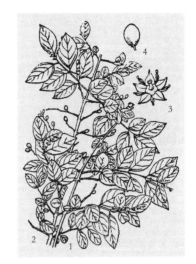

雀梅藤
1.花枝　2.果枝　3.花　4.果实

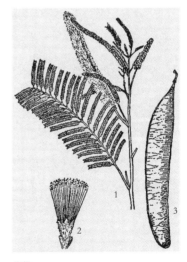

儿茶
1.花枝　2.花　3.果

【译文】

白芷二两　白蔹一两五钱　茅香五钱　山柰一两　甘

松一两 白丁香一两 金银茶一两 干菊花一两 辛夷花一两 羌活一两 蔷薇花一两 独活一两五钱 天麻五钱 绿豆粉一升 石碱五钱 马蹄香五钱 樱桃花五钱 雀梅叶五钱 鹰条五钱 麝香五钱 孩儿茶五钱 薄荷叶五钱

上述各药共同研为细末，用来擦脸、浴身，可以去酒刺、粉痣、汗斑、雀斑、热瘰，并且使全身散发香气，经久不散。

【点评】

这是一首以美容保健为主，兼具治疗作用的美容方剂。本方除能起到清洁涤垢作用，对防治面部疾病，诸如粉刺、雀斑等有积极作用。将天然花朵作为美容材料，制成洗护用品，自有道理在其中，如唐代王焘《外台秘要》记载，将马兰子花捣烂，厚涂在酒糟鼻以及有同样皮肤问题的面部，可以治疗这种慢性炎症。明代李时珍《本草纲目》则指出野菊花连茎捣烂，饮其汁而涂其渣，可治"一切无名肿毒"。

透肌香身五香丸

治遍身炽腻，恶气及口齿气①。

丁香 木香②各一两半 藿香叶三两 零陵香三两 甘松三两 白芷 香附子③ 当归④ 桂心⑤ 槟榔⑥ 麝香⑦半两 益智仁⑧一两 白豆蔻仁⑨二两

上件为细末，炼蜜为剂，杵一千下⑩，丸如梧桐子大。每噙化五丸，当觉口香。五日身香，十日衣香，二十日他人皆闻得香。

【注释】

①恶气：体臭。口齿气：口臭。

②木香：味辛、苦，性温。归脾、胃、肝、肺经。具有行气止痛，调中导滞之功。主治：

胞胁胀满足,脘腹胀痛,呕吐泄泻,痢疾后重。

③香附子:又名香附等。多年生草本。具有理气解郁,调经止痛之功。详见"洗面去瘢痕方"注释。

④当归:味甘、辛,性温。归肝、心、脾经。具有补血活血,调经止痛,润肠通便之功。用于血虚萎黄,眩晕心悸,月经不调,经闭痛经,虚寒腹痛,肠燥便秘,风湿痹痛,跌扑损伤,痈疽疮疡。

⑤桂心:味辛、甘,性热。具有益精明目,消瘀生肌,补劳伤,暖腰膝,续筋骨之功。主治:风痹症痕,噎膈腹满,腹内冷痛,九种心痛。

⑥槟榔:味苦、辛,性温。归胃、大肠经。具有驱虫,消积,下气,行水,截疟之功。主治:虫积,食滞,脘腹胀痛,泻痢后重,脚气,水肿,疟疾。

⑦半两:其前疑夺一"各"字。

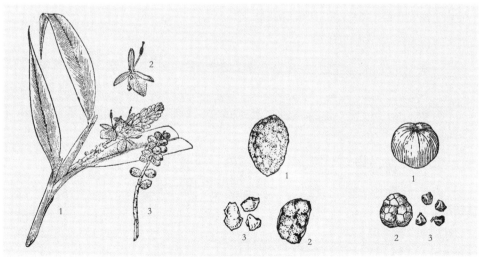

益智
1.植株上部 2.花 3.果序

益智仁药材
1.果实 2.种子团 3.种子

白豆蔻药材
1.果实 2.种子团 3.种子

⑧益智仁：味辛，性温，无毒。入脾、肾经。具有温脾，暖肾，固气，涩精之功。主治：冷气腹痛，中寒吐泻，多唾，遗精，小便余沥，夜多小便。

⑨白豆蔻仁：味辛，性温。归肺、脾、胃经，具有化湿行气，温中止呕，行气，暖胃，消食，宽中之功。主治：气滞，食滞，胸闷，腹胀，噫气，噎膈，吐逆，反胃，疟疾。

⑩杵（chǔ）：捣，砸。

【译文】

治遍身炽腻，恶气及口齿气。

丁香　木香各一两半　藿香叶三两　零陵香三两　甘松三两　白芷　香附子　当归　桂心　槟榔　麝香各半两　益智仁一两　白豆蔻仁二两

上述各药研为细末，加入白蜜，杵一千下，做丸如梧桐子大。每次含化五丸，当时便觉口内有香气，五天后遍身有香气，十天后衣服亦有香气，二十日后他人也能闻到香气。

【点评】

本方主治全身火热粘腻，有体味及口臭者。

利汗红粉方

滑石一斤，极白无石者佳，研细用水飞过，每一斤配后药　心红①三钱　轻粉五钱　麝香少许

上件研极细用之。其粉如肉色为度，涂身体利汗。

【注释】

①心红：纯红的朱砂。

【译文】

滑石一斤，极白无石者佳，研细用水飞过，每一斤配后药　心红三钱　轻粉五钱　麝香少许

上述各药研成极细粉末。以粉末混匀后呈肉粉色为适宜，外涂于身上可以透汗。

【点评】

方中轻粉为水银、白矾、食盐等经升华法制成的氯化亚汞结晶粉末。味辛，性寒，有大毒。过量或长期使用会中毒的。即便外用，也是可以通过皮肤吸收的。因此，此方慎用。

挹汗香①

丁香一两

上，为细末，以川椒六十粒擘碎和之②，以绢袋盛佩之，绝无汗气。

【注释】

①挹（yì）：通"抑"，抑制。

②川椒：味辛，性温。归脾、胃、肾经。具有温中止痛，杀虫止痒之功。用于脘腹冷痛，呕吐泄泻，虫积腹痛，蛔虫症。外治湿疹瘙痒。擘（bò）碎：研碎。

【译文】

丁香一两

将丁香研为细末，将川椒六十粒擘碎后与之和匀，装入绢袋佩带在身上，可使上不散发汗气。

【点评】

此方是古人用来抑制汗气、去汗除臭的香身方之一。方中丁香为古代常用的香身要药，在许多香身方中都不可缺少；川椒辛温，能"散寒除湿"，并可去腥气。

香奁润色

洗澡方

干荷叶①二斤　藁本②一斤　零香草一斤　茅香一斤　藿香一斤　威灵仙③一斤　甘松半斤　白芷半斤

上，锉粗末，每用三两或五两，以苎布袋盛④，悬锅内煮数沸，用水一桶，避风处浴洗，能凉皮、香皮、住痒。

【注释】

①干荷叶：味苦、辛、微涩，性凉。归心、肝、脾经。具有消暑利湿，健脾升阳，散瘀止血的功效。主治：暑热烦渴，头痛眩晕，水肿，食少腹胀，泻痢，白带，脱肛，吐血，衄血，咯血，便血，崩漏，产后恶露不净，损伤瘀血。

②藁（gǎo）本：又名藁茇、鬼卿、地新、蔚香、微茎等。味辛，性温。归膀胱经。具有祛风，散寒，除湿，止痛之功。用于风寒感冒，巅顶疼痛，风湿肢节痹痛等症。

③威灵仙：味辛、咸，性温，有毒。入膀胱经。具有祛风除湿，通络止痛，消痰水，散癖积之功。主治：痛风顽痹，风湿痹痛，肢体麻木，腰膝冷痛，筋脉拘挛，屈伸不利，脚气，疟疾，症瘕积聚，破伤风，扁桃体炎，诸骨鲠咽。

④苎（zhù）布：一种纺织品，用苎麻制成。

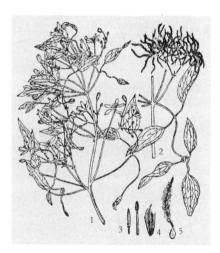

威灵仙
1.花枝　2.果枝　3.雄蕊　4.雌蕊　5.果实

【译文】

干荷叶二斤　藁本一斤　零香草一斤　茅香一斤　藿香一斤　威灵仙一斤　甘松半斤　白芷半斤

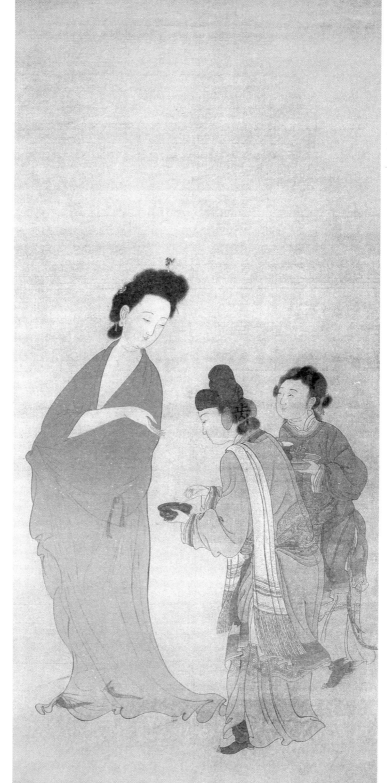

康涛《华清出浴图》
　　杨贵妃云鬓松挽，身
披罗纱。两个小宫女端着香
露，跟随其后——春寒赐浴
华清池，温泉水滑洗凝脂。
侍儿扶起娇无力，始是新承
恩泽时。

上述各味药，锉为粗末，每次用三到五两，放入苎麻布袋中，置锅内煮，多沸几次，药液中加一桶水，在避风处用来洗澡，可以使皮肤感觉清凉，有香气，还能止痒。

洗浴去面上身上浮风方

煮芋汁洗①，忌见风半日。

【注释】

①芋汁：具有散积理气，解毒补脾，清热镇咳之药效。

【译文】

用煮芋汁洗澡，半天内避免见风吹。

【点评】

本方是去身上风疹瘙痒的方子。

治女人狐臭方

乌贼鱼骨①三钱　　枯矾②三钱　　蜜陀僧③三钱

上，为末，先用清茶洗胁下，后以此末擦之，屡验。

【注释】

①乌贼鱼骨：味咸，性微温，无毒。主女子漏下，赤白经汁，经血闭，阴蚀肿痛，寒热，症瘕，无子，惊气入腹，腹痛环脐，阴中寒肿，令人有子。又止疮多脓汁不燥。

②枯矾：取净白矾，照明煅法煅至松脆。外用解毒杀虫，燥湿止痒；内服止血止泻，祛除风痰。详见"妇人奶岩久不愈者"注释。

③蜜陀僧：即密陀僧，为粗制氧化铅。具有消肿杀虫，收敛防腐，坠痰镇惊之功。详见
"杨妃令面上生光方"注释。

129

身
体
部

【译文】

乌贼鱼骨三钱　枯矾三钱　蜜陀僧三钱

以上三味药研为细末，用清茶调匀洗腋下，然后用药末擦腋，常常有效验。

【点评】

狐臭，病名，又名胡臭，腋下汗出有特异臭味之病证。唐代王焘《外台秘要》卷二十三解
释其病因："病源人腋下臭，如葱豉之气者，亦言如狐狸之气者，故谓之狐臭，此皆血气不和
蕴积，故气臭。""肘后疗人体及腋下状如狐狸气，世谓之胡臭"。狐臭是分布在体表皮肤，
如腋下、会阴、背上部位的大汗腺分泌物中产生散发出的一种特殊难闻的气味。夏季表现更
严重，多在青春期时发生，到老年时可减轻或消失。

治狐臭方

以白灰用隔一二年陈米醋和，敷腋下。

【译文】

用白灰与放置一、二年的陈米醋调和，敷于腋下，用以治疗狐臭。

又方

用蜜陀僧入白矾少许为细末，以生姜自然汁调，搽腋下，悉更去旧
所服衣，七日后，以生姜汁水调方寸匕食之①。

【注释】

①方寸匕：古代量取药末的器具。其状如刀匕。一方寸匕大小为古代一寸正方，其容量相当于十粒梧桐子大。

【译文】

密陀僧内加入少量白矾共同研为细末，将生姜榨汁后与药末调匀，搽腋下，全部换掉原来所穿旧衣服，七天后，用生姜汁调一方寸匕的药量内服。

治女人下部湿癣神方

芙蓉叶①不拘多少阴干

研绝细末，先洗癣净，略用沥油涂之，后糁药末于上②，二三次即结靥③，妙不可言。

【注释】

①芙蓉叶：味微辛，性凉。具有清肺凉血，消肿排脓之功。用于肺热咳嗽，肥厚性鼻炎，淋巴结炎，阑尾炎，痈疖脓肿，急性中耳炎，烧伤，烫伤。

②糁（sǎn）：涂。

③结靥（yǎn）：结痂。

【译文】

芙蓉叶不限多少阴干

芙蓉叶研成极细粉末，先将湿癣处洗净，涂竹沥油于癣面上，再涂药末，二三次后即能结痂，非常有效。

【点评】

湿癣，病名，皮肤湿疡之一，相当于急性湿疹、皮炎之类。隋代巢元方等撰《诸病源候论》卷三十五解释此病："湿癣者，亦有匡郭，如虫行，浸淫色赤湿痒，搔之多汁成疮……其里亦有虫。"该病多因风湿热邪侵入肌肤而成。证见患处皮肤潮红，糜烂，瘙痒不止，搔破滋水淋漓，浸淫面不断扩大，皮内似虫行。治宜清热、除湿、杀虫。内可用除湿胃苓汤加味。外用蛇床子散麻油调敷；或用芦荟30克、炙甘草15克研细末外撒。

治白癜风方

生姜蘸硫磺于上①，擦之即愈。

【注释】

①硫磺：外用止痒，杀虫，疗疮；内服补火，助阳，通便。详见"治面上酒渣粉刺方"注释。

【译文】

将生姜切开蘸硫磺粉，涂擦于患面上即能痊愈。

女人面上及身上紫癜风方

硫磺醋煮一日，一两　海螵蛸①
上，为末，浴后以生姜蘸药擦患处，须谨风少时，数度断根。

【注释】

①海螵蛸：原方无剂量。海螵蛸为乌贼科动物无针乌贼或金乌贼的内壳。味咸、涩，性微温。归肝、肾经。除湿，制酸，止血，敛疮。收敛止血，用于胃痛吞酸，吐血衄血，崩漏便血，遗精滑精，赤白带下，溃疡病。外治损伤出血，疮多脓汁。

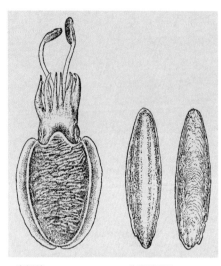

海螵蛸　　　　海螵蛸药材

【译文】

　　硫磺醋煮一日，一两　海螵蛸

　　上二味药共同研为细末，洗澡后用生姜蘸药末擦患处。必须有一段时间避免风吹，使用数次后就能断病根。

【点评】

　　紫癜风是一种原因不明的慢性炎症性皮肤病。其临床特征为：出现紫红色的多角形扁平丘疹，表面有蜡样光泽，剧烈瘙痒。好发于成人，男女性别无明显差异，相当于西医所指的扁平苔癣。

治针入皮肤方

　　不问远年近日，酸枣烧灰存性①，温酒送下，在上食前服，在下食后服，觉额痒即从原入处出。

【注释】

　　①酸枣：山枣的别名。味酸，性平，无毒。《神农本草经》记载，酸枣可以"安五脏，轻身延年"。有养肝，宁心，安神，敛汗之功。主治：神经衰弱，心烦失眠，多梦，盗汗，易惊等病。同时，又能达到一定的滋补强壮效果。

【译文】

　　不论是新、旧刺入的针体，以酸枣烧成灰，用温酒送服，分别在餐前餐后空腹时服用，感觉额头痒时针体便能从原处排出。

【点评】

本方是用来治疗针入皮肤的方子。

衣香方

零陵香　茅香各三两　山柰子^①半两　木香^②一钱　大黄^③　甘松

白芷　牡丹皮^④　丁香四十九粒　松子^⑤　樟脑^⑥一钱五分

上，锉碎用之。

【注释】

①山柰（nài）子：又名沙姜、三柰。味辛，性温。具有温中散寒，理气止痛的功效。

②木香：具有行气止痛，调中导滞之功。详见"透肌香身五香丸"注释。

③大黄：味苦，性寒。归胃、大肠、肝、脾经。其功效是：攻积滞，清湿热，泻火，凉血，祛瘀，解毒。主治：实热便秘，热结胸痞，湿热泻痢，黄疸，淋病，水肿腹满，小便不利，目赤，咽喉肿痛，口舌生疮，胃热呕吐，吐血，咯血，衄血，便血，尿血，蓄血，经闭，产后瘀滞腹痛，症瘕积聚，跌打损伤，热毒痈疡，丹毒，烫伤等。

④牡丹皮：味苦，性微寒。归心、肝、肾、肺经。具有清热凉血，活血散瘀之功。主治温

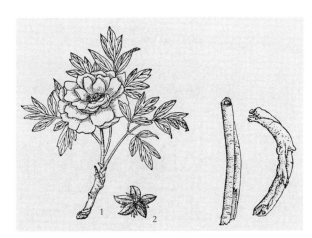

牡丹
1.花枝　2.果实

牡丹皮药材

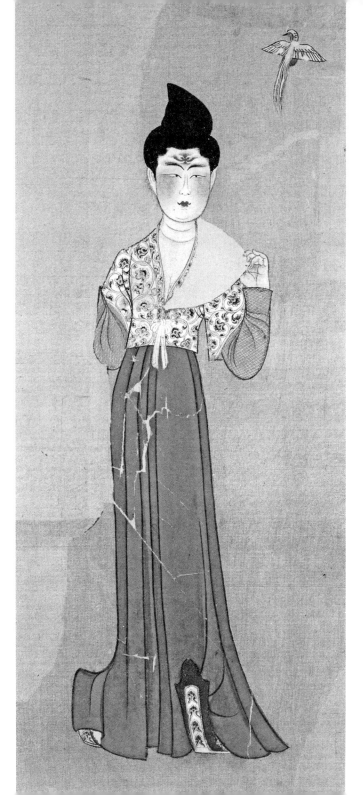

佚名《舞乐图》

1972年出土于新疆吐鲁番阿斯塔那张礼臣 (655—702) 墓的绢画。舞伎发挽高髻，额描雉形花钿，身材修长，肤色娇嫩，红裙曳地，足穿重台履。左手上屈轻拈披帛，可看出挥帛而舞的姿态。这是目前我国最早有确切年代、在绢上描绘妇女生活的作品。

热病热入血分，发斑，吐衄，热病后期热伏阴分发热，阴虚骨蒸潮热，血滞经闭，痛经，痈肿疮毒，跌扑伤痛，风湿热痹。

⑤松子：味甘，性平。具有补肾益气，养血润肠，滑肠通便，润肺止咳等作用。

⑥樟脑：味辛，性热，有毒。归心、脾经。具有除湿杀虫，温散止痛，开窍辟秽之功。主治疥癣瘙痒，跌打伤痛，牙痛等症。

【译文】

零陵香　茅香各三两　山奈子半两　木香一钱　大黄　甘松　白芷　牡丹皮　丁香四十九粒　松子　樟脑一钱五分

上述各味药锉碎后使用。

【点评】

此方中各味药配制好后，以绢袋裹之，佩带在身上或放置在衣柜中，能使衣服有香气。此为衣香方的惯常用法。

又方

甘松　山奈　细辛①　辛夷②　小茴③　大茴④　藁本　官桂⑤　白芷梢　细豆　茅香　丁香　木香　樟脑　檀香⑥　麝香　大黄　羌活⑦　藿香叶⑧

上件为细末后入脑、麝佩带，妙。

【注释】

①细辛：味辛，性温。具有解表散寒，祛风止痛，温肺化饮，通窍之功。详见"玉容方"注释。

②辛夷：又名林兰、木兰、桂兰、杜兰、木兰、紫玉兰、辛矧、侯桃、房木、新雉、望

春、木笔花、毛辛夷、辛夷桃、姜朴花等。味辛,性温。入肺、胃经。具有祛风,通窍之功。主治头痛,鼻渊,鼻塞不通,齿痛等症。

③小茴:味辛,性温。入肾、膀胱、胃经。具有开胃进食,理气散寒之功。主治:中焦有寒,食欲减退,恶心呕吐,腹部冷痛;疝气疼痛,睾丸肿痛;脾胃气滞,脘腹胀满作痛等。

④大茴:味辛,性温。入肝、肾、脾、胃经。具有散寒、理气、止痛之功。主治:寒疝腹痛,腰膝冷痛,胃寒呕吐,脘腹疼痛,寒湿脚气等。

⑤官桂:味辛、甘,性温。归脾、胃、肝、肾经。具有温脾胃,暖肝肾,祛寒止痛,散瘀消肿之功。主治:脘腹冷痛,呕吐泄泻,腰膝酸冷,寒疝腹痛,寒湿痹痛,瘀滞痛经,血痢,肠风,跌打肿痛等。

⑥檀香:为檀香科檀香属植物檀香树干的心材。用于脘腹疼痛、噎膈、呕吐的治疗。详见"百合香油"注释。

⑦羌活:具有散表寒,祛风湿,利关节,止痛之功。详见"涤垢散"注释。

⑧藿香叶:味辛,性温。具有止呕消噫,止泄,疗头痛头晕,明目,健脾,和胃,发汗解表之功。

【译文】

甘松　山柰　细辛　辛夷　小茴　大茴　藁本　官桂　白芷梢　细豆　茅香　丁香　木香　樟脑　檀香　麝香　大黄　羌活　藿香叶

上述各药研成细末后加入少量冰片、麝香,装入绢袋中佩带身上,非常香。

又方

茅香四两　零陵香二两　甘松一两　山柰三钱　木香七钱　檀香五钱　牡丹皮　藁本五钱　白芷　千金草①　台芎②　独活③各二两　辛夷三两　大黄一两　丁皮④五钱　官桂五钱

上，为细末，连包裹用之⑤。

【注释】

①千金草：性平，味淡，有毒。归肝、脾经。具有舒筋活血，祛风除湿之功。主治：跌打损伤，肌肉痉挛，筋骨疼痛，风湿关节痛，肥大性脊柱炎，类风湿性关节炎。

②台芎(xiōng)：即川芎。味辛，性温。归肝、胆、心包经。活血行气，祛风止痛。用于正头风头痛，癥瘕腹痛，胸胁刺痛，跌扑肿痛，头痛，风湿痹痛的治疗。

③独活：为伞形科植物重齿毛当归的干燥根。详见"涤垢散"注释。

④丁皮：即丁香皮，具有止渴，开胃，助消化，止喉痛，止泻泄，解鱼毒，解酒毒之功能。

⑤连：疑衍。

【译文】

茅香四两　零陵香二两　甘松一两　山奈三钱　木香七钱　檀香五钱　牡丹皮　藁本五钱

白芷　千金草　台芎　独活各二两　辛夷三钱　大黄一两　丁皮五钱　官桂五钱

上述各味药研为细末，装入香囊中佩带，使衣物有香气。

梅花衣香

零陵香　甘松　白檀①　茴香微炒各半两　丁香五钱　木香一钱　脑、麝②各少许

上，依常法用之。

【注释】

①白檀：味辛，性温，无毒。主治：乳腺炎，淋巴腺炎，肠痈，疮疖，疝气，荨麻疹，皮肤瘙痒。详见"梨花白面香粉方"注释。

②脑：龙脑，即冰片。详见"太真红玉膏"注释。麝：麝香。为雄麝的肚脐和生殖器之间的腺囊的分泌物，干燥后呈颗粒状或块状，有特殊的香气。详见"黑发麝香油方"注释。

【译文】

零陵香　甘松　白檀　茴香微炒各半两　丁香五钱　木香一钱　脑、麝各少许

上述各药研为细末，依惯常的用法，装入香囊中佩带，可使衣服有梅花香气。

薰衣香

丁香　笺香①　沉香　檀香　麝各一两　甲香②三两

上，为末，炼蜜湿拌入窨一月③。

【注释】

①笺香：香木名。宋代范成大《桂海虞衡志·志香》："（笺香）出海南，香如蝟皮，栗蓬及渔簑状，盖修治时，雕镂费工，去木留香，棘刺森然，香之精钟于刺端，芳气与他处笺香夐别。"宋代蔡绦《铁围山丛谈》卷五："大凡沉水、婆菜、笺香，此三名常出于一种，而每自高下，其品类名号为多尔。不谓沉水、婆菜、笺香，各别香种也。"

②甲香：味咸，性平，无毒。主治脘腹痛，痢疾，淋病，痔瘘，疥癣。

③窨（yìn）：原缺。深藏。窨藏。

【译文】

丁香　笺香　沉香　檀香　麝各一两　甲香三两

上述各药研为细末，加入白蜜炼为膏，窨藏一个月再用。

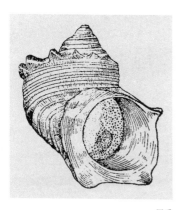

甲香

【点评】

此方中提到的"窨香",是一种制香方法。宋代陈敬撰《新纂香谱》中曾引沈立《香谱》说:"香非一体,湿者易和,燥者难调,轻软者燃速,重实者化迟,以火炼结之,则走泄其气。故必用净器,拭极干,贮窨蜜,掘地藏之,则香性粗入,不复离解。新和香必须窨,贵其燥湿得宜也。每约香多少,贮以不津瓷器,蜡纸封,于静室屋中掘地,窨深三、五寸,月余逐旋取出,其尤蕎馥也。"之所以窨香,是因为混合香料时,不同的香料其特性也有所不同,一般说来,湿润的香容易调和,干燥的香难以调和,轻软的香燃烧迅速,重实的香烧化迟缓,以火炼结香,则走泄香气。所以要"窨香",具体方法是,必须用干净的容器,擦得特别干,密封贮窨,掘地窨藏容器,则香性大略相和,不会再分离。新和香必须窨藏,香的燥湿相宜非常难得。衡量香的多少,贮存在不湿的瓷器中,用蜡纸封住器口,在静室中掘地,坑深三、五寸,一月余就取出,其香味尤其蕎馥。

又方

玄参^①半斤,水煮再用,炒干　甘松四两,净　白檀二钱,炒　麝香　乳香^②各二分半,研入

上,为末,炼蜜丸如弹子大。若用薰衣,先以汤一桶置薰笼下^③,以衣覆上,令润了,却便将香自下烧则衣气入也。

【注释】

①玄参:味甘、苦、咸,性微寒。归肺、胃、肾经。具有清热凉血,泻火解毒,滋阴之功。主治:温邪入营,内陷心包,温毒发斑,热病伤阴,舌绛烦渴,津伤便秘,骨蒸劳嗽,目赤,咽痛,瘰疬,白喉,痈肿疮毒。

②乳香:具有调气活血,定痛,追毒之功。详见"治乳毒"注释。

香
奁
润
色

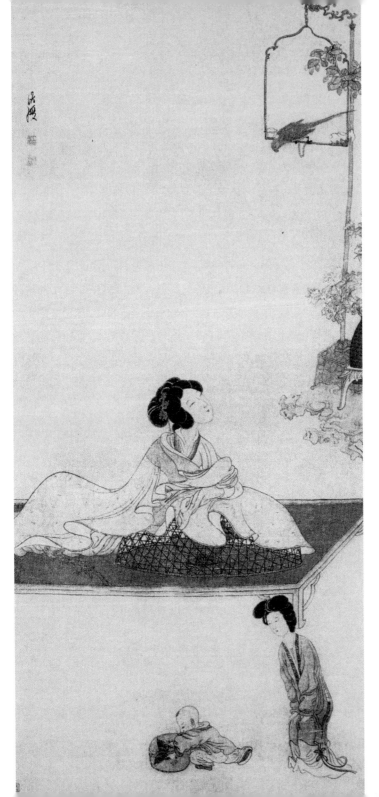

陈洪绶《斜倚薰笼图》
　　红袖时笼金鸭暖。岁华
一任委西风，独有春红留醉
脸。——秦观《木兰花》

③薰笼：一种有笼覆盖的薰炉，古代常将衣服放在笼上进行薰烤。

【译文】

玄参半斤，水煮再用，炒干　甘松四两，净　白檀二钱，炒　麝香　乳香各二分半，研为细末加入

上述各药研细末，加白蜜炼为丸药像弹子大小。如果用来薰衣物，则先将热水一桶放在薰笼下，衣物覆在上面，使衣服湿润，然后将香从下燃烧，香气便能进入衣物里。

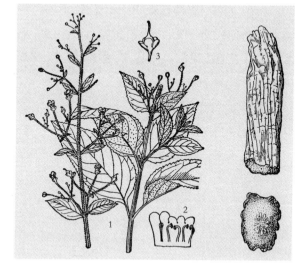

玄参　　　　　　　　　　　　　玄参药材
1.花、果枝　2.花冠上部解剖示雄蕊与退化雄蕊
3.花萼及雌蕊

熏衣笑兰香

藿苓松芷木茴丁，茅赖樟黄和桂心，檀麝桂皮加减用，酒喷日晒绛囊盛①。

上，制法：苓苓香以苏合油揉②，调匀，松茅酒洗，三赖米泔浸③，大黄蜜同蒸，麝香逐裹表入。若薰衣加僵蚕④，常带加白梅肉⑤。

【注释】

①绛（jiàng）囊：深红色的袋子。

②苓苓香：即零陵香、薰草。味辛、甘，性温，无毒。入肺经。具祛风寒，辟秽浊之

功。主治：伤寒，胸膜胀满，下利，遗精，鼻塞，牙痛等。苏合油：味辛，性温。入肺、肝经。具有通窍，辟秽杀虫，开郁化痰，行气活血，利水消肿等功效。治卒然昏倒，痰壅气厥，惊痫，痉病，瘟疟，心腹猝痛，疥癣，疹痱，冻疮，气积血症，胸腹冷痛，气逆脘痛，水胀等。

③米泔（gān）：淘米水。

④僵蚕：味辛咸，性平。具有祛风解痉，化痰散结之功。主治：中风失音，惊痫，头风，喉风，喉痹，瘰疬结核，风疮瘾疹，丹毒，乳腺炎。

⑤白梅肉：又叫霜梅、盐梅。大青梅以盐水腌制，一般白天晒，夜晚腌，需十天可成。味酸涩、咸，性平，无毒。归肝、肾经。具利咽生津，涩肠止泻，除痰开噤，消疮，止血之功效。

【译文】

藿苓松芷木茴丁，茅赖樟黄和桂心，檀麝桂皮加减用，酒喷日晒绛囊盛。

上述各成分加入苏合香油揉搓，调匀，用松茅酒洗，第三步依靠淘米水浸泡，加大黄、白蜜同蒸，再加麝香。如果用来薰衣物则加僵蚕，如果经常佩戴加白梅肉。

熏衣除虱

用百部、秦艽捣为末①，依焚香样，以竹笼覆盖放之。

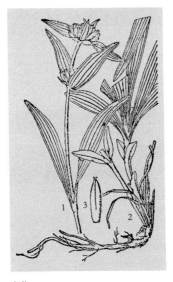

秦艽
1.植株下部　2.花枝　3.蒴果及宿存的柱头

【注释】

①百部：味甘、苦，性微温。归肺经。具有润肺，下

气,止咳,杀虫之功。用于新久咳嗽,肺痨咳嗽,百日咳;外用于头虱,体虱,蛲虫病,阴部瘙痒。蜜百部润肺止咳,用于阴虚劳嗽。秦艽(jiāo):味辛、苦,性微寒。归胃、肝、胆经。具有祛风湿,舒筋络,清虚热之功。主治:风湿痹痛,筋脉拘挛,骨节酸痛,日晡潮热,小儿疳积发热。

【译文】

将百部、秦艽捣成细末,依照焚香的样子,用竹笼覆盖,把衣物放在上面,可以除衣物内的虱虫。

【点评】

百部含多种生物碱,能降低呼吸中枢兴奋性,抑制咳嗽反射,从而起到止咳的效果。

洗衣香

牡丹皮一两　甘松一钱

上,捣为末,每洗衣最后泽水入一钱。

【译文】

牡丹皮一两　甘松一钱

将上两味药捣成细末,每次洗衣服时最后清洗一遍时加药末一钱,可以使洗净的衣服有香味。

敷衣香粉

青木香①　麻黄根②　英粉③　甘松　附子④炮　零陵香　藿香各等分

上,为末,浴罢以生绢袋盛,遍身扑之。

香奁润色

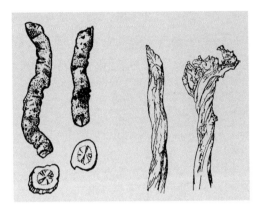

青木香药材　　　　　麻黄根药材

【注释】

①青木香：味辛、苦，性寒。入肺、胃经。具有行气，解毒，消肿之功。治胸腹胀痛，瘰症，肠炎下痢，高血压，疝气，蛇咬毒，痈肿，疔疮，皮肤瘙痒或湿烂。

②麻黄根：味甘，性平。有良好的止汗作用，善治自汗、盗汗。

③英粉：即蒲公英粉。有清热解毒，抗菌消炎，美容祛斑等功效。

④附子：为毛茛科植物乌头的子根的加工品。具有回阳救逆，补火助阳，散寒止痛之功。详见"生发方又名生秃乌云油方"注释。

【译文】

青木香　麻黄根　英粉　甘松　附子炮　零陵香　藿香各等分

上述各味药物研成细末，洗澡后用生绢布盛药末，像扑粉一样扑全身，可以使全身有香气。

【点评】

在"身体部"，胡氏所用方药以"香"字命名的使用频率较高。如：零陵香、茴香、丁香、木香等。气味芳香的药物性善走窜，能通经络，走肌肉，行气血。此类药物一般都含有挥发油，如酮、酚、醛、醇类物质，能促进血液循环和腺体分泌，加速药物吸收。另外，此类药物气味芳香，使用后能散发出怡人的香气，不仅让使用者神清气爽，心情愉悦，还能给周围环境带来美化作用。

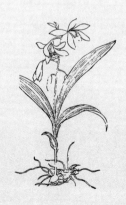

香奁润色

手足部

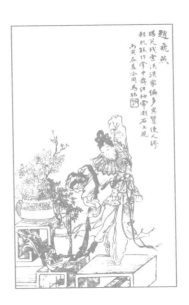

趙飛燕

陽光緩緩雲淡淡漢家偏多異質使人誇
輕肌瓊作寧中舞紐細帶染石工花
丙寅春暮全周馬駘

寒月迎风令手不冷方

以马牙硝为末①，唾调涂手及面上。

【注释】

①马牙硝：也作芒硝，含有结晶水的硫酸钠的俗称。味咸、苦，性寒。归胃、大肠经。具有泻热通便，润燥软坚，清火消肿之功。用于实热便秘，大便燥结，积滞腹痛，肠痈肿痛；外治乳痈，痔疮肿痛。

【译文】

将马牙硝研末，以口水调匀，涂搽于手及脸上，即使冬天迎着风寒手脸也不会觉得冷。

【点评】

唾液的养生保健功用，自古就受到重视与肯定，古人初创文字时，即以水从舌边为"活"字，意为舌旁之水（唾液）能维持人体的生命活力。历代医学家、养生家为强调它的重要性，为之取名"金津"、"玉液"、"琼浆"、"甘露"、"玉醴"、"华池神水"等美称。

明代李时珍《本草纲目》记载："人有病，则心肾不交，肾水不上，故津液干而真气耗也。"李时珍指出："津液乃人之精气所化。"古代医学家认为"津"系"精"所化，精盈则肾水上升，化为津液，津液再予咽下，能润心，使心火免于过盛，水火相济，阴平阳秘谓之"自饮长生酒"。因此，古人常以吞咽津液达到祛病强身、益寿延年之效。

女人冬月手指冻裂方

白及 不拘多少

上，为细末，调涂裂处妙。

【译文】

白及 不拘多少

将白及任意分量,研成细末,冬天以水调匀后涂在手指冻裂的地方,有非常好的效果。

【点评】

白及,味苦,性寒。有收敛止血,消肿生肌之功效。可以促进上皮细胞修复,直接参与受损组织和细胞的修复和代谢过程。

又方

羊、猪髓、脑涂①,亦妙。

【注释】

①羊、猪髓脑:羊、猪髓,味甘,性温,无毒。入肺、肝、肾经。具有养血滋阴,补精益髓,润肺泽肌之功。主治:虚劳羸弱,肺痿,骨蒸,咳嗽,消渴,皮毛憔悴,痈疽,疮疡,目赤,目翳。羊、猪脑,味甘,性温。入心、肝、肾经。具有补虚健脑,润肤之功。主治:体虚头昏,皮肤皲裂,筋伤骨折。

【译文】

将羊或猪的脑、髓研细,冬天涂在手指冻裂的地方,也有非常好的效果。

又方

大黄水磨敷上,亦妙。

【译文】

将大黄研细末，以水调匀，冬天涂在手指冻裂的地方，也有非常好的效果。

天下第一洗手药

又腊后买猪胰脂愈多愈佳①，剁极细烂，入花腻拌之；再剁，搓如大弹子，压扁，悬挂当道通风处待干。每用少许如肥皂用②。

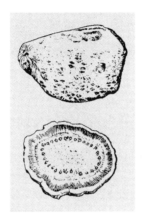

大黄药材

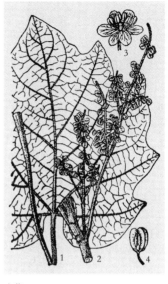

大黄
1.叶 2.果序 3.花 4.果实

【注释】

①猪胰：为猪科动物猪的胰脏。味甘，性平，无毒。入脾、肺经。具有健脾胃，助消化，养肺润燥，泽颜面色之功。主治：脾胃虚弱，消化不良，消渴，肺虚咳嗽，咯血，乳汁不通，皮肤龟裂。

②肥皂：即皂荚。

【译文】

腊月以后买猪的胰脏脂肪，越多越好，用刀剁得细烂如泥，将鲜花研成腻浆后加入拌匀；再剁细，搓成像弹子大小的丸剂，压扁后，悬挂在当道通风处阴干。每次用少量像肥皂一样使用。

香肥皂方

洗面能治靥点风刺①，常用令颜色光泽。

甘松　藁本　细辛　茅香　藿香叶　香附子　山奈　零陵香　川芎　明胶②　白芷各半两　楮实子③一两　龙脑④三钱另研　肥皂⑤不蛀者,去皮,半斤　白蔹⑥　白丁香　白及各一两　瓜蒌根⑦　牵牛⑧各二两　绿豆一升,酒浸为粉

上件,先将绿豆并糯米研为粉,合和入朝脑为制⑨。

【注释】

①靥(yǎn)点风刺:指黑痣、瘢点、风疹、粉刺等影响面部美观的病症。

②明胶:一般由煮过的动物骨头、皮肤和筋腱制成的无味、半透明、坚硬的非晶态物,是胶原蛋白的水解产物。

③楮实子:性寒,味甘。具有补肾清肝、明目、利尿之功。用于腰膝酸软,虚劳骨蒸,头晕目昏,目生翳膜,水肿胀满等症。

④龙脑:即冰片。味辛、苦,性凉。配麝香能增强通窍醒神、消肿止痛之功。

⑤肥皂:即皂荚。

⑥白蔹(liǎn):具有清热解毒,散结止痛,生肌敛疮之功。详见"涤垢散"注释。

⑦瓜蒌根:天花粉的别名。味甘、微苦,性微寒。归肺、胃经。具有清热生津,消肿排脓之功。主要用于热病烦渴,肺热燥咳,内热消渴,疮疡肿毒的治疗。

⑧牵牛:味苦、辛,性寒。归肺、肾、大肠、小肠经。具有利水通便,祛痰逐饮,消积杀虫之功。主治:水肿,腹水,脚气,痰壅喘咳,大便秘结,食滞虫积,腰痛,阴囊肿胀,痈疽肿毒,痔漏便毒等。

⑨朝脑:即樟脑之别名。

【译文】

洗面能治䵟点风刺,常用令颜色光泽。

甘松　藁本　细辛　茅香　藿香叶　香附子　山奈　零陵香　川芎　明胶　白芷各半

两　楮实子一两　龙脑三钱另研　肥皂没有虫蛀的,去皮,半斤　白蔹　白丁香　白及各一两　瓜蒌

根　牵牛各二两　绿豆一升,酒浸为粉

先将酒浸后的绿豆与糯米一起研成细粉,再将方中其他药物与樟脑共同研成粉跟绿豆

糯米粉混匀即成。

【点评】

用本方洗脸可以治脸上瑕疵粉刺,常用可以使脸色有光泽。

女子初束脚苦痛难忍方

川归①一钱　牛膝②一钱

水一盏,煎六分,加酒少许,空心服,令血活;外用荞麦杆煮浓汤,

入枯矾少许浸之③,数次痛定。

【注释】

①川归:味甘、辛,性温。归肝、心、脾经。具有补血活血,调经止痛,润肠通便之功。

用于血虚萎黄,眩晕心悸,月经不调,经闭痛经,虚寒腹痛,肠燥便秘,风湿痹痛,跌扑损

伤,痈疽疮疡。

②牛膝:味苦、酸,性平。入肝、肾经。具有补肝肾,强筋骨,活血通经,引火(血)下

行,利尿通淋之功。主治:腰膝酸痛,下肢痿软,血滞经闭,痛经,产后血瘀腹痛,癥瘕,

胞衣不下,热淋,血淋,跌打损伤,痈肿恶疮,咽喉肿痛。

③枯矾:取净白矾,照明煅法煅至松脆。外用解毒杀虫,燥湿止痒;内服止血止泻,

祛除风痰。详见"妇人奶岩久不愈者"注释。

【译文】

川归一钱　牛膝一钱

将川归、牛膝内加入一碗水,煎汤至剩六成水,再加少量黄酒,空腹时服用,可以活血;外用荞麦杆煎浓汤,加入少量枯矾浸泡脚,几次便可止痛。

【点评】

古代妇女幼时束小脚,本方是针对初束脚时脚痛难忍时的止痛方剂。

女儿拶脚软足方① 又名西施软骨方

乳香②　杏仁③　朴硝④　桑白皮⑤ 各二两

上,先以桑白皮、杏仁投新瓶中,投水五碗,煎去小半,却入余药,紧挂瓶口,再煎片时,持起揭去挂,处架足,于其上熏之,待可容手,倾出,浸毕仍旧收贮。经三、两日后,再温热如前法熏洗。每剂可用三次,尽五剂则软。若束绵任其扎缚,神效。

【注释】

①拶(zǎn):压紧。

②乳香:具有调气活血,定痛,追毒之功。详见"治乳毒"注释。

③杏仁:甜杏仁味甘,性辛;苦杏仁味苦,性温。具有宣肺止咳,降气平喘,润肠通便,杀虫解毒之功。详见"又方令面手如玉"注释。

④朴硝:别名硫酸钠,芒硝。

⑤桑白皮:为桑科植物桑的根皮。具有泻肺平喘,利水消肿之功。详见"止发落方"注释。

【译文】

乳香　杏仁　朴硝　桑白皮各二两

先将桑白皮、杏仁放入新瓶内，加水五碗，煎煮至水去小半，再加入乳香、朴硝，封闭瓶口，再煎一小会儿，揭去瓶口封闭物，将脚架于瓶口上熏蒸，待水温不烫手时将药倒出泡脚，浸完后倒回瓶内收藏。两三天后再加热，像之前一样熏洗。每副药可用三次，用到第五副药时脚骨便已软。如果束脚可以任意裹缚，效果神奇。

宫内缩莲步法

荞麦杆不拘多少，烧灰，用热水淋取浓汁如酽醋色方可用①　白茯苓②　藁本③　硇砂④各等分

上，为细末，每用三钱，煎汁三大碗，于砂锅内同煎数沸，乘热常常洗脚，浸涤至温，又添热者，浸涤不过数次，自然柔软易扎矣。或为脚面生小疮，勿疑，乃是毒气出耳。却以诃子研为细末⑤，敷之即瘥⑥。此方出于至人，神妙之甚，不可尽述，三十岁亦可为之。

【注释】

①酽（yàn）醋：浓醋。

②白茯苓：具有渗湿利水，健脾和胃，宁心安神之功。详见"金国宫中洗面八白散方"注释。

③藁（gǎo）本：具有祛风，散寒，除湿，止痛之功。详见"洗澡方"注释。

④硇砂：味咸、苦、辛，性温，有毒。具有消积软坚，破瘀散结之功。主治：治症瘕痃癖，噎膈反胃，痰饮，喉痹，积痢，经闭，目翳，息肉，疣赘，疔疮，瘰疬，痈肿，恶疮。

⑤诃（hē）子：为清凉解毒中药。主治：久泻，久痢，脱肛，喘咳痰嗽，久咳失音，详见

"除头上白屑方"注释。

⑥瘥(chài)：病愈。

【译文】

荞麦杆不拘多少，烧灰，用热水淋取浓汁如醋醋色方可用　白茯苓　藁本　硇砂各等分

上述各成分共同研为细末，每次用三钱，煎药汤三大碗，再倒入砂锅内煎几沸，趁热洗脚，浸泡到水温不热时再加热的，浸泡洗涤几次，脚便柔软容易裹缚。如果脚面出小疮疡，不必担心，这是毒气外泄。将诃子研成细末，外敷即好。这方出自于高明之人，非常有效，神奇高妙得很，其妙处难以说尽，三十岁的人也可以用。

玉莲飞步散

煅石膏①五钱　滑石②一两　白矾③少许

上件为细末，专治脚趾缝烂瘥窝侈粘清④，有妨扎缚。每用干掺患处立验，阴汗尤妙。

【注释】

①煅石膏：白色的粉末或酥松块状物，表面透出微红色的光泽，不透明，为石膏的炮制品。取净石膏，在无烟炉火中或坩埚内煅至酥松，取出晾凉，打碎即成煅石膏。味甘、辛、涩，性寒。归肺、胃经。具有收湿生肌，敛疮止血之功。外治溃疡不敛，湿疹瘙痒，水火烫伤，外伤出血等症。

②滑石：具有利尿通淋，清热解暑，祛湿敛疮之功。详见"醒头香"注释。

③白矾：味酸、涩，性寒，有毒。具有消痰，燥湿，止泻，止血，解毒，杀虫之功。详见"治面上酒渣粉刺方"注释。

④瘥(cuó)：病。

【译文】

　　煅石膏五钱　　滑石一两　　白矾少许

　　上述三味药研成细末,专治因裹脚而导致的脚趾缝糜烂,妨碍扎缚的。每次将干粉搽于患处立即见效,对有脚汗的效果更好。

金莲稳步膏

　　黄柏①　　黄连②　　荆芥穗③　　黄丹④各等分

　　上方为细末,专治阚甲痛不可忍及脚指缝肿烂⑤,不容包束,少许干掺患处,神效。

【注释】

　　①黄柏:味苦,性寒。归肾、膀胱、大肠经。具有清热燥湿,泻火解毒,除骨蒸清虚热之效。用于湿热泻痢,黄疸,带下,热淋,脚气,痿痹,骨蒸劳热,盗汗,遗精,疮疡肿毒,湿疹瘙痒等。盐黄柏滋阴降火,用于阴虚火旺,盗汗骨蒸。

　　②黄连:味苦,性寒,无毒。具有清热燥湿,泻火解毒之功。详见"秘传和粉方"注释。

　　③荆芥穗:味辛,性微温。归肺、肝经。具有解表散风,透疹之功。用于感冒,头痛,麻疹,风疹,疮疡初起。炒炭治便血,崩漏,产后血晕。

　　④黄丹:味辛,性微寒,有毒。入脾、肝经。外用拔毒生肌;内服杀虫,截疟。用于疮疡多脓。内服

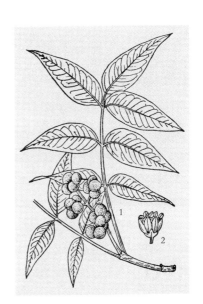

黄柏
1.果枝　2.雄花

小量可坠痰截疟，又可用于虫积腹痛，因本品有毒，故目前临床上极少应用。

⑤阙甲：即嵌甲，由于将趾甲两侧边缘修剪得太深太低，而导致将甲沟组织挤向趾甲，最终导致嵌甲。阙，通"嵌"。

【译文】

　　黄柏　黄连　荆芥穗　黄丹各等分

以上几味药研成细末，专治趾甲嵌肉疼痛不能忍受，以及脚趾缝肿胀糜烂不能束脚的，将药末少量干搽于患处，有非常好的效果。

【点评】

以上诸方为古代裹脚所致脚趾损伤的治疗方剂，现代女子出入不同场合时常穿高跟鞋，穿着不当即会对脚产生类似损伤，以上诸方对此效果甚佳。

又方

地骨皮同红花烂研极细①，如鸡眼痛处敷之②，成疮者即结靥。

【注释】

①地骨皮：味甘，性寒。入肺、肝、肾经。具有清热，凉血之功。主治：虚劳潮热盗汗，肺热咳喘，吐血，衄血，血淋，消渴，高血压，痈肿，恶疮。红花：味辛，性温。归心、肝经。具有活血通经，祛瘀止痛之功。用于经闭，痛经，恶露不行，症瘕痞块，跌打损伤。

②鸡眼：又称"肉疗"，是局部皮肤角质层增生，常常发生在足底、趾间、趾背和小趾外侧等长期受摩擦和压迫的部位。

【译文】

将地骨皮与红花共同捣烂研极细，点敷在鸡眼疼痛处，成疮的也能结痂。

金莲生香散

黄丹①一两　甘松五钱　枯矾一钱

共为细末，五六日一洗，敷足指内，转秽为香，绝妙。黄丹一味亦妙。

【注释】

①黄丹：外用拔毒生肌；内服杀虫，截疟。详见"金莲稳步膏"。

【译文】

黄丹一两　甘松五钱　枯矾一钱

将上述药共同研为细末，隔五六天洗脚一次后敷到足趾内，可以让脚不臭有香气，效果非常好。只用黄丹效果也非常好。

鸡眼

荸荠①

上，捣烂敷患处，以绢缚上。

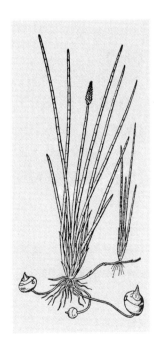

荸荠

【注释】

①荸荠：味甘，性寒。入肺、胃经。具有清热生津，化痰，消积之功。主治：温病口渴，咽喉肿痛，痰热咳嗽，目赤，消渴，痢疾，黄疸，热淋，食积，赘疣。

【译文】

荸荠

将荸荠捣烂后敷鸡眼患处，再用绢布缚上。

【点评】

　　鸡眼又称"肉疗"，就是局部皮肤角质层增生，常常发生在足底、趾间、趾背和小趾外侧等长期受摩擦和压迫的部位。主要因摩擦挤压而形成的小圆硬块，形态像鸡的眼睛，按压有疼痛。本病多因穿过紧的鞋子或足骨原来就有畸形，致使足部皮肤长期受刺激而引起。

女人脚上鸡眼肉刺痛方

　　黄丹　枯矾　朴硝各等分

　　上，为末，若剪伤者用炒葱白涂之即愈，神效。

【译文】

　　黄丹　枯矾　朴硝各等分

　　将上述药研成细末，敷脚上鸡眼处治疗肉刺痛，如果剪伤者用炒葱白涂之立即就好。

【点评】

　　鸡眼以局部治疗为主，如上述几个方子，可采取药物泡洗法、药物涂擦法、药物祛腐化结法等。也可采取针灸疗法，如毫针刺、灸法和穴位注射。另外就是手术疗法。

治石瘊肉刺方

　　莨菪根上汁①，涂痛处立止。

【注释】

　　①莨菪（làng dàng）根：味苦、辛，性寒，有毒。具有截疟，攻癣，杀虫之功。主治：

疟疾,疥癣。

【译文】

将莨菪根榨汁,涂肉刺痛处,可以马上止痛。

治阘甲方①

胡桃皮烧灰贴之②,立愈。

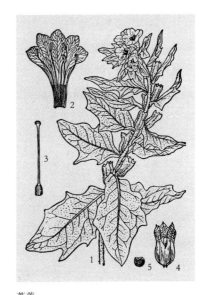

莨菪
1.花枝　2.花冠剖开后,示雄蕊　3.雌蕊　4.果
实　5.种子

【注释】

①阘甲:即嵌甲。详见"金莲稳步膏"。

②胡桃皮:味苦、涩,有毒。入肝、脾、膀胱三经。主治水痢,肾囊风,麻风结节,全身发痒。

【译文】

用核桃皮烧成灰,粉末贴嵌甲处,可以立即见效。

又方

乳香禾糁之①,血竭尤妙②。

【注释】

①乳香:又名熏陆香、马尾香等,味辛、苦,性温。入心、肝、脾经。具活血,行气,止痛之功。主治:瘀阻气滞的脘腹疼痛,风温痹痛,跌打损伤,痛经,产后腹痛等。糁(sǎn):洒上。

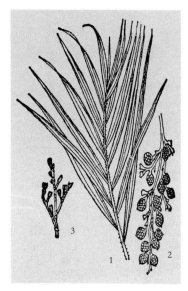

血竭（麒麟竭）
1.叶 2.果序 3.花序

②血竭：味甘、咸，性平。入心、肝、脾经。内服活血散瘀，定痛；外用止血生肌，敛疮。主治：淤血经闭、痛经，产后瘀阻；癥瘕痞块，胸腹刺痛，跌打损伤，淤血肿痛；外伤出血，溃疡不敛。

【译文】

用乳香撒在嵌甲处，血竭效果更好。

远行令足不茧疼方

防风　细辛　草乌①　一方用藁本②

上，为细末，糁鞋底，草履则以水沾之。

【注释】

①草乌：毛茛科乌头属多年生草本植物。具有搜风胜湿，散寒止痛，开痰，消肿之功。详见"洗头方散"注释。

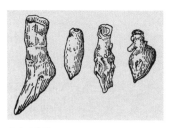

草乌头药材

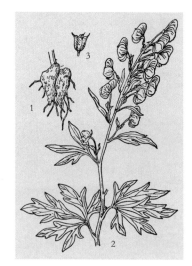

北乌头
1.块根 2.花茎 3.果实

②藁（gǎo）本：具有祛风，散寒，除湿，止痛之功。详见"洗澡方"注释。

【译文】

防风　细辛　草乌　一方用藁本

上药研成细末，洒鞋底内，或是草鞋则药末沾水附着，即使远行也不会让足茧疼痛。

治足冻疮

以腊月鸭脑髓涂疮，即愈。

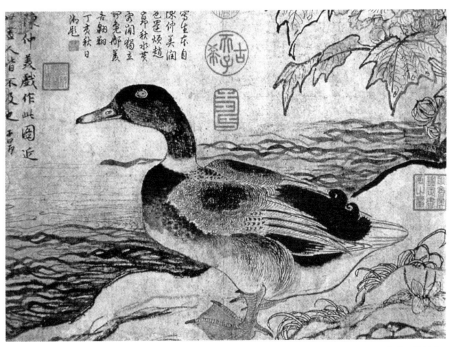

陈琳《溪凫图》

【译文】

将腊月的鸭脑髓涂在脚上冻疮,很快就痊愈。

【点评】

冻疮是指人体受寒邪侵袭所引起的全身性或局部性损伤。冻疮是因天气寒冷所引起的,多发生在手脚的末端、鼻尖、面颊和耳部等处。患处皮肤苍白、发红、水肿、发痒热痛,有肿胀感。严重的可出现紫血疱引起患处坏死,溃烂流脓疼痛。局部性冻伤者病情较轻,以局部肿胀、麻木、痛痒、青紫,或起水疱,甚则破溃成疮为主症;全身性冻伤者病情较重,以体温下降,四肢僵硬,甚则阳气亡绝而死亡为主要特征。

治足冻疮方

以秋茄树根煎,温洗。

【译文】

用秋茄树根煎汤,待水温后泡洗冻脚。

【点评】

手足部主要记载治疗手足冻疮和妇女裹脚软脚的方剂。手足冻疮仍是冬季部分取暖设备不足地区的高发疾病,方中主要以脂类、活血药为主,起到保温与促进血液循环的作用。现代妇女已不再裹足,书上诸软骨方现代临床已不再使用,但治疗嵌甲、鸡眼的方子仍有实用价值。

香查润色

阴部

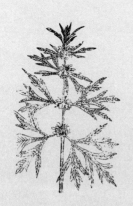

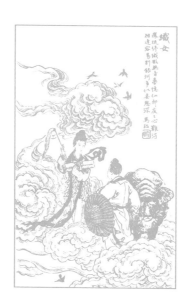

女子初嫁阴中痛方

海螵蛸烧末①，空心酒调一钱，日进二次，即愈。

【注释】

①海螵蛸：乌贼科动物无针乌贼或金乌贼的内壳。除湿，制酸，止血，敛疮。详见"女人面上及身上紫癜风方"注释。

【译文】

海螵蛸烧成末，用酒调成一钱，每天两次，空腹服用，就会好的。

【点评】

阴中痛，病证名，又名阴户痛，出自隋代巢元方等撰《诸病源候论》卷四十，包括小户嫁痛、嫁痛。其发病多由肝郁脾虚、郁热挟湿下注，或中气下陷，系胞无力；或风邪客于下焦，与气血相搏，壅闭肝肾经络所致。临床表现为阴痛，甚至痛极难忍。郁热挟湿下注者，兼见阴户肿胀疼痛，带多色黄，治宜和肝理脾，清热除湿，方用丹栀逍遥散加味，外以四物汤料合乳香捣饼纳阴中。中气下陷者，兼见阴户坠痛，气短懒言，治宜补中益气，方用补中益气汤。风邪壅滞者，兼见肿胀痛甚，治宜祛风散瘀，方用菖蒲散，水煎空腹服用，外用艾叶、防风、大戟水煎熏洗局部。

又方

川牛膝①五钱
用酒半盏、水半盏，煎六分，空心顿服；外用青布包炒盐熨之，即愈。

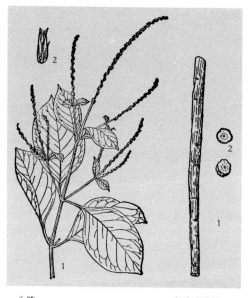

牛膝
1.花枝　2.花

怀牛膝药材
1.原药材　2.饮片

【注释】

①川牛膝：又名牛膝、天全牛膝、都牛膝、米心牛膝、大牛膝等。味甘、微苦，性平。归肝、肾经。具有逐瘀通经，通利关节，利尿通淋之功。用于经闭症瘕，胞衣不下，关节痹痛，足痿筋挛，尿血血淋，跌扑损伤等症。

【译文】

川牛膝五钱

用半杯酒、半杯水，煎至剩下六分，空腹顿服；用青布包起来炒盐熨患处，很快就好了。

女人交接苦痛出血方

桂心①三分　伏龙肝②一钱
共为细末，空心温酒调服，性热者不宜。

【注释】

①桂心：系去掉外层粗皮的"桂通"，味辛、甘，性热。苦入心，辛走血，能引血化汗化脓，内托痈疽痘疮。益精明目，消瘀生肌，补劳伤，暖腰膝，续筋骨。故内治五内邪热，吐血尿血，咳嗽消渴；外治肌热虚汗。上除头风痛，中平胸腹痛，下利大小肠。疗在表无

定之风邪，传里，有汗之骨蒸。

②伏龙肝：又叫灶中黄土、釜下土、釜月下土、灶心土。科属于铝化合物类，本品为久经柴草熏烧的灶底中心的土块。在拆修烧柴的窑时，将烧结的土块取下，用刀削去焦黑部分及杂质即得。

【译文】

桂心三分　伏龙肝一钱

以上药物碾成细末，空腹用温酒调服，性热的人不宜服用。

又洗方

黄连①六钱　牛膝②　甘草③各四钱
共用水二碗，煎洗之，日三度。

【注释】

①黄连：味苦，性寒，无毒。具有清热燥湿，泻火解毒之功。详见"秘传和粉方"注释。

②牛膝：具有补肝肾，强筋骨，活血通经，引火（血）下行，利尿通淋之功。详见"女子初束脚苦痛难忍方"注释。

③甘草：味甘，性平。具有补脾益气，止咳润肺，缓急解毒，调和百药之功。详见"洗面去瘢痕方"注释。

【译文】

黄连六钱　牛膝　甘草各四钱

共用水两碗，把药煎好用药水洗，每天三次。

女人交接阳道壮大及他物伤犯血出淋沥不止方①

釜底墨②　葫芦汁③

和匀敷之，或发灰、青布灰、鸡冠血敷，俱妙。

【注释】

①女人交接阳道壮大及他物伤犯血出淋沥不止方：治疗女人因性交，粗大的阴茎或其他物品弄伤阴道，血出淋沥不止的方子。

②釜底墨：味苦、辛，性温。归肝、肺、脾、胃经。具有止血，消积，解毒散火之功。主治：吐血，衄血，便血，血崩，带下，食积，痢疾，黄疸，咽喉肿痛，口舌生疮，臁疮，白秃头疮，外伤出血。

③葫芦汁：味酸、涩，性温。止泻，引吐。用于热痢，肺病，皮疹，重症水肿及腹水。

【译文】

釜底墨　葫芦汁

将两种药物和匀敷在阴道口，或用毛发灰、青布灰、鸡冠血敷上也都可以。

女人阴中肿痛或生疮方

黄连二钱　龙胆草①一钱　柴胡②一钱　青皮③三分

水一盏，煎，空心顿服。肿甚加大黄④一钱，忌酒并辣物。有孕除大黄。

【注释】

①龙胆草：味苦，性寒。归肝、胆经。具有清热燥湿，泻肝定惊之功。主治：湿热黄

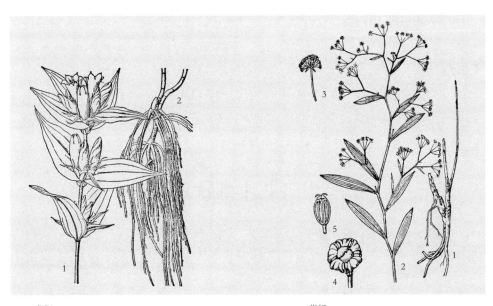

龙胆
1.花枝 2.根

柴胡
1.根 2.花枝 3.小伞形花序 4.花 5.果实

疸,小便淋痛,阴肿阴痒,湿热带下,肝胆实火之头胀头痛,目赤肿痛,耳聋耳肿,胁痛口苦,热病惊风抽搐。

②柴胡:味苦,性微寒。归肝、胆经。具有和解少阳,疏肝解郁,升阳举陷之功。用于感冒发热,寒热往来,疟疾,肝郁气滞,胸肋胀痛,脱肛,子宫脱落,月经不调。

③青皮:味苦、辛,性温。入肝、胆、胃经。具有疏肝破气,消积化滞之功。用于胸肋脘胀痛,乳痛,疝痛,食积气滞。

④大黄:具有攻积滞,清湿热,泻火,凉血,祛瘀,解毒之功。详见"衣香方"注释。

【译文】

　　黄连二钱　　龙胆草一钱　　柴胡一钱　　青皮三分

用一杯水煎药，空腹顿服。肿得厉害的加大黄一钱，忌酒和辣物。有身孕的妇女方中去掉大黄。

【点评】

女人阴户生疮，局部红肿、热痛，积结成块，或化脓腐烂，脓水淋漓，称为"阴疮"，相当于西医急慢性外阴溃疡、前庭大腺炎、前庭大腺囊肿。一般急性发作期称之为阳证阴疮，其发病与热毒有关，故治法方药当以清热解毒为主。

又阴中肿痛妙方

白矾①二钱　甘草二钱　大黄二钱

为末水调，搓作长条，用薄绵裹阴中；外用菊叶煎汤洗②，大马鞭草捣烂涂之③，日两度即效。

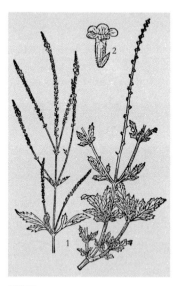

马鞭草
1.花枝　2.花

【注释】

①白矾：味酸、涩，性寒，有毒。具有消痰，燥湿，止泻，止血，解毒，杀虫之功。详见"治面上酒渣粉刺方"注释。

②菊叶：味甘、微苦，性温。有止血，止痛，散瘀消肿之功效。

③大马鞭草：具有滋阴清热，益胃生津，益肾明目等功效。

【译文】

白矾二钱　甘草二钱　大黄二钱

以上药物碾成末，用水调好搓成长条，用薄绵裹好放入阴道；用菊叶煎成汤液外洗，把大马鞭草捣烂涂到阴道口，每天两次就有效。

又方

铁精粉敷之①。

【注释】

①铁精：煅铁炉灶中飞出的紫色尘状的赤铁矿质细粉制成的矿物药。古本草文献又称铁精粉、铁花。味辛、苦，性平。镇惊安神，消肿解毒。治惊痫心悸、疔毒、阴肿、脱肛等症。

【译文】

把铁精粉敷到阴道口。

女人玉门肿痛洗方

艾叶①五两　防风②三两　大戟③二两
煎汤日洗三次即愈。

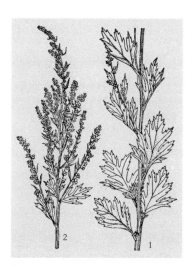

艾
1.叶枝　2.花枝

【注释】

①艾叶：味辛、苦，性温，有小毒。归肝、脾、肾经。具有散寒止痛，温经止血之功。用于少腹冷痛，经寒不调，宫冷不孕，吐血，衄血，崩漏经多，妊娠下血。外治皮肤瘙痒，脱皮。醋艾炭温经止血，用于虚寒性出血。

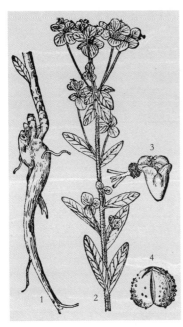

大戟
1.根　2.花枝　3.总苞,示腺体、雄蕊及雌蕊
4.果实

②防风:味辛、甘,性微温。具有祛风解表,胜湿止痛,止痉定搐之功。详见"醒头香"注释。

③大戟:味苦,性寒,有毒。入肺、脾、肾经。具有泻水逐饮之功。主治:水肿胀满,二便不通,形证俱实。也可用于痰饮积聚,胸膈胀满,胁肋隐痛。消肿散结可用于痈肿疮毒及痰火瘰疬,内服外用均可。

【译文】

艾叶五两　防风三两　大戟二两

将以上药物煎成汤液,每天洗三次就好了。

阴肿燥痒

桃仁①去皮不去尖

上,捣烂如泥敷之。

【注释】

①桃仁:味苦、甘,性平。具有活血祛瘀,润肠通便,止咳平喘之功。详见"涂面药方"注释。

【译文】

桃仁去皮不去尖

将桃仁捣烂成泥状敷在阴道口上。

女人阴痒方[①]

大黄一钱　黄芩[②]一钱　黄芪[③]五分　赤芍[④]一钱　玄参[⑤]七分　丹参[⑥]
五分　黄连五分　青皮三分

为末，白酒调，每次一钱，空心服。有孕除大黄。

【注释】

①阴痒：女子外阴或阴道内瘙痒，甚至痒痛，或伴有带下量多者，称为"阴痒"。

②黄芩：又名山茶根、土金茶根。味苦，性寒。归肺、胆、脾、大肠、小肠经。具有清热燥湿，凉血安胎，解毒之功。主治：温热病，上呼吸道感染，肺热咳嗽，湿热黄胆，肺炎，痢疾，咳血，目赤，胎动不安，高血压，痈肿疔疮等症。

③黄芪：味甘，性微温。归肺、脾、肝、肾经。具有益气固表，敛汗固脱，托疮生肌，利水消肿之功效。用于治疗气虚乏力，中气下陷，久泻脱肛，便血崩漏，表虚自汗，痈疽难溃，久溃不敛，血虚萎黄，内热消渴等。

④赤芍：味苦，性微寒。归肝经。具有清热凉血，散瘀止痛之功。用于温毒发斑，吐血衄血，目赤肿痛，肝郁胁痛，经闭痛经，症瘕腹痛，跌扑损伤，痈肿疮疡。

⑤玄参：味甘、苦、咸，性微寒。归肺、胃、肾经。有清热凉血，泻火解毒，滋阴功效。主治：热病伤阴，舌绛烦渴，津伤便秘，骨蒸劳嗽，目赤，咽痛，痈肿疮毒等。

⑥丹参：味苦，性微寒。归心、肝经。具有活血调经，祛瘀止痛，凉血消痈，清心除烦，养血安神之功。主治：

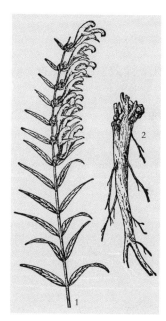

黄芩
1.花枝　2.根

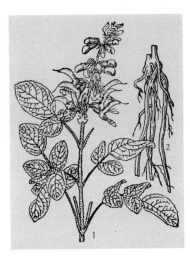

丹参
1.花枝 2.根

月经不调，经闭痛经，症瘕积聚，胸腹刺痛，热痹疼痛，疮疡肿痛，心烦不眠，肝脾肿大，心绞痛等。

【译文】

大黄一钱　黄芩一钱　黄芪五分　赤芍一钱　玄参七分　丹参五分　黄连五分　青皮三分

将以上药物碾成粉末，用白酒调和，每次空腹服用一钱。有身孕的去掉大黄。

又阴痒神方

杏仁五钱　麝香①一分

上为末，绢袋盛，烘热纳阴中，痒即住，神效。孕忌麝香，莫用。

【注释】

①麝香：为雄麝的肚脐和生殖器之间的腺囊的分泌物，干燥后呈颗粒状或块状，有特殊的香气。详见"黑发麝香油方"注释。

【译文】

杏仁五钱　麝香一分

将以上药物碾成末，用绢袋盛好，烘热后放入阴道，马上就不痒了，非常有效。怀孕的妇女忌麝香，不要用。

女人阴痒不可忍方

车前草^①四两

水五盅，煎汤薰洗。洗后用鲫鱼胆内外涂之即住^②。

【注释】

①车前草：味甘，性寒。归肝、肾、膀胱经。具有清热利尿，凉血，解毒之功。主治：热结膀胱，小便不利，淋浊带下，暑湿泻痢，衄血，尿血，肝热目赤，咽喉肿痛，痈肿疮毒。

②鲫鱼胆：为鲤科动物鲫鱼的胆囊。味苦，性寒，有毒。归肺、肝经。具有清热明目，杀虫，敛疮之功。主治：消渴，砂眼，疳，疮，阴蚀疮。

【译文】

车前草四两

用五杯水将车前草煎成汤液薰洗，洗后用鲫鱼胆涂阴道里外，瘙痒就会止住。

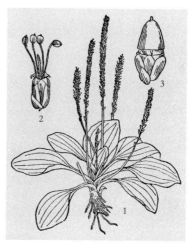

车前
1.植物全形　2.花　3.果实，示开裂

女人阴中有虫痒不可忍

猪肝^①一片，三寸长

炙香纳阴内^②，少须，虫随肝出。

【注释】

①猪肝：味甘、苦，性温。归肝经。具有补肝明目，养血之功。用于血虚萎黄，夜盲，目赤，浮肿，脚气等症。

②炙(zhì)：烤。

【译文】

猪肝一片，三寸长

把猪肝烤熟放入阴道内，一会儿虫子就会跟猪肝一块掉出。

又阴中如虫行方

桃叶①或仁，二两

生捣碎，绵包外用。桃叶汁浸过，纳阴户中即安。有孕忌用。

【注释】

①桃叶：蔷薇科植物桃的叶子，夏秋采摘，味苦，性平。本品可外用也可内服，具有清热解毒，杀虫止痒的功效。适用于疟疾、痈疖、痔疮、湿疹、阴道滴虫等症的治疗。

【译文】

桃叶或仁，二两

将桃叶或桃仁捣碎，用绵包好以备外用。用桃叶汁浸泡后，放入阴道中就好了。有身孕的妇女忌用。

【点评】

阴痒，也称阴门瘙痒，即女子外阴及阴道处瘙痒，甚则痒痛难忍，坐卧不安，或伴有带下量多，或者带下过少，以痒为主。本病首见于《肘后备急方》，相当于西医学的外阴炎、阴道炎。中医学极其重视阴痒，如汉代张仲景所著《金匮要略》云"少阴脉滑数者，阴中即生疮, 阴中蚀疮烂者, 狼牙汤洗之。"

女人阴蚀方^①

狼牙^②三两

煎浓汤, 入苦酒一杯^③, 以绵蘸汤入阴户, 四五次即愈。

【注释】

①阴蚀: 外阴发痒, 阴部皮肤和粘膜变白、变粗或萎缩的病变, 目前多称为外阴营养不良性疾病。

②狼牙: 即仙鹤草。功用: 收敛止血, 截疟, 止痢, 解毒。用于咳血, 崩漏带下, 疟疾, 血痢, 痈肿疮毒, 阴痒带下。

③苦酒: 即米醋。药方见汉代张仲景《金匮要略》之黄芪芍桂苦酒汤。《晋书·张华传》: "陆机尝饷华鲊……华发器, 便曰: '此龙肉也。'众未之信。华曰: '试以苦酒濯之, 必有异。'"北魏贾思勰《齐民要术·作酢法》: "乌梅苦酒法: 乌梅去核, 一升许肉, 以五升苦酒渍数日, 曝干, 作屑。欲食, 辄投水中, 即成醋尔。"

【译文】

狼牙三两

将狼牙煎成浓汤, 加入一杯苦酒, 用绵蘸汤放入阴道, 四五次就好了。

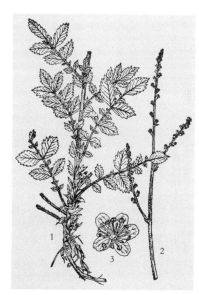

仙鹤草 (龙芽草)
1～2.植物全形 3.花

【点评】

阴蚀，又称外阴白斑，即外阴营养不良，指外阴局部神经与血管营养障碍引起的组织变性与色素改变的疾病，多因肝经湿热下注侵渍外阴，或血虚肝旺、肝肾阴虚、肾阳虚衰等精血不能润养外阴所致。

又阴被虫蚀渐上至小腹内痒方

枯白矾^①不拘多少

上，为末，空心白酒调三分^②，日二进，其虫尽死，从小便出。

【注释】

①枯白矾：又名煅白矾。味酸涩，性寒。归肺、脾、胃、大肠经。具有消痰，燥湿，止泻，止血，解毒，杀虫之功。主治：癫痫，喉痹，疾涎壅甚，白带，泻痢，衄血，口舌生疮，疮痔疥癣，水、火、虫伤等。

②白酒：中国特有的一种蒸馏酒，由淀粉或糖质原料制成酒醅或发酵醪经蒸馏而得。又称烧酒、老白干、烧刀子等。白酒味苦、甘、辛，性温，有毒。入心、肝、肺、胃经。可通血脉，御寒气，醒脾温中，行药势。主治：风寒痹痛，筋挛急，胸痹，心腹冷痛。

【译文】

枯白矾不拘多少

将药物碾成末，用白酒调三分，空腹每天两次，那些虫子就都死了，从小便排出。

【点评】

煅白矾的制作方法是：取拣净的白矾，置砂锅内加热溶化并煅至枯干，取出，为不规则的结晶体，大小不一。无色，透明或半透明，表面略平滑或凹凸不平，具细密纵棱，有玻璃样光泽。质硬而脆，易砸碎。以色白、透明、质硬而脆、无杂质者为佳。易溶于水或甘油，不溶于酒精。水溶液显铝盐、钾盐与硫酸盐的各种反应。

女人阴门忽生鸡冠肉或瘰方①

龙胆泻肝汤加大黄一钱即消②。

【注释】

①瘰（luǒ）：淋巴结结核。

②龙胆泻肝汤：最早见于李东垣的《兰室秘藏》，由龙胆草、生地黄、当归、柴胡、泽泻、车前子、木通组成，具有泻肝胆实火，清下焦湿热之功。

【译文】

龙胆泻肝汤加大黄一钱，服用后就会消失。

【点评】

龙胆泻肝汤具有泻肝胆实火，清下焦湿热之功。主治肝胆实火上扰，肝胆湿热下注证。症见：头痛目赤，胁痛口苦，耳聋，耳肿。或湿热下注，症见阴肿阴痒，筋痿阴汗，小便淋浊，妇女湿热带下等。该方以龙胆为君，配合黄芩、山栀泻肝胆实火；木通、车前、泽泻清热利湿，用生地、当归防其火盛伤阴，再用甘草和中解毒，柴胡引经疏气，总的功能是苦寒直折，泻肝火而清利下焦湿热。故治胁痛、口苦、目赤、耳聋等肝火上逆，亦治小便淋沥，阴肿、阴痒等湿热下注之证。

洗阴户疳疮方①

苦参②　荆芥③　防风　蒺藜④　羌活⑤　蛇床子⑥
先煎汤洗净，次用鲫鱼胆搽之⑦，立效。

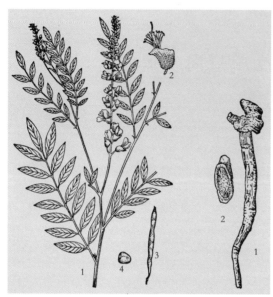

苦参
1.花枝　2.花的侧面观（已去花瓣）　3.果实
4.种子

苦参药材
1.外形　2.切片

【注释】

①疳（gān）疮：病名，有血疳、风疳、牙疳、下疳之类。

②苦参：味苦，性寒。归肝、肾、心、大肠、小肠、膀胱经。具有清热燥湿，祛风杀虫之功。主治：湿热泻痢，肠风便血，黄疸，小便不利，水肿，带下，阴痒，疥癣，麻风，皮肤瘙痒，湿毒疮疡。

③荆芥：具有解表散风，透疹，

消疮，止血之功。详见"醒头香"注释。

④蒺藜：味辛、苦，性微温，有小毒。归肝经。具有平肝解郁，活血祛风，明目，止痒之功。用于头痛眩晕，胸胁胀痛，乳闭乳痈，目赤翳障，风疹瘙痒。

⑤羌活：具有散表寒，祛风湿，利关节，止痛之功。详见"涤垢散"注释。

⑥蛇床子：床，原作"麻"，据文意改。蛇床子味辛、苦，性温，有小毒。归肾经。具有温肾壮阳，

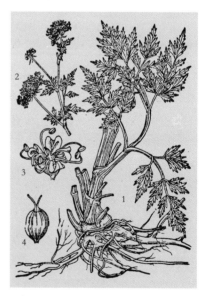

蛇床
1.植株下部　2.花枝　3.花　4.果实

燥湿，祛风，杀虫之功。用于阳痿，宫冷，寒湿带下，湿痹腰痛；外治外阴湿疹，妇人阴痒，滴虫性阴道炎。

⑦鲫鱼胆：为鲤科动物鲫鱼的胆囊。味苦，性寒，有毒。归肺、肝经。具有清热明目，杀虫敛疮之功。主治：消渴，沙眼，疳疮，阴蚀疮等症。

【译文】

苦参　荆芥　防风　蒺藜　羌活　蛇床子

先将上述药物煎成汤液，然后冲洗外阴，再用鲫鱼胆搽，马上见效。

【点评】

阴道疳疮，病名。明代武之望《济阴纲目》卷七："因月后便行房，致成湛浊（指月经断续不止），伏流阴道，疳疮遂生，瘙痒无时。"

女人阴中冰冷方气血虚也

蛇床子二钱　五味子①二钱　丁香二钱　桂心二钱

上，为末，用绢作小袋，纳阴中。若虚怯者②，服八物汤，加桂半分，数服温暖。

【注释】

①五味子：味酸、甘，性温。归肺、心、肾经。具有收敛固涩，益气生津，补肾宁心之功。用于久嗽虚喘，梦遗滑精，遗尿尿频，久泻不止，自汗，盗汗，津伤口渴，短气脉虚，内热消渴，心悸失眠。

②虚怯：胆怯。

【译文】

蛇床子二钱　五味子二钱　丁香二钱　桂心二钱

将以上药物碾成末,用绢袋盛好,放入阴道。如是阴虚胆怯的,服用八物汤,加上半分肉桂,服几次后就会感觉温暖。

【点评】

方中提到的八物汤,在清代吴本立撰《女科切要》中列方如下,由熟地,川芎,白芍,当归,人参,白术,陈皮,半夏八味药组成,有生气补血功效,主治血虚不足。

洗宽方

石榴皮①　菊花各等分

上,为细末,水一碗,煎至七分,洗阴户如童女。

【注释】

①石榴皮:具有涩肠,止血,驱虫之功。详见"倒梳油方"注释。

【译文】

石榴皮　菊花各等分

将以上药物碾成细末,加上一碗水,煎至七分,清洗阴道如童女一样。

女人过忍小便致胞转方①此病有致死者

滑石末②

葱汤调下二钱妙。

【注释】

①过忍小便:过度憋忍小便。胞转:又称胞转、转胇。胞,通"脬",即膀胱。证见脐

下急痛,小便不通。

【译文】

滑石末

用葱汤调和,服用二钱就有效。

【点评】

过忍小便致胞转,出东汉张仲景《金匮要略·妇人杂病脉证治》。隋代巢元方等撰《诸病源候论·小便病诸候》云:"胞屈辟不通,名胞转。其病状,脐下急痛,小便不通是也。"因强忍小便,如忍尿疾走、忍尿入房、饱食忍尿等,或寒热所迫,或惊忧暴怒,气迫膀胱,使膀胱屈戾不舒所致。

又方

滑石[①]　寒水石[②]　葵子[③]各二钱

煎服即利。

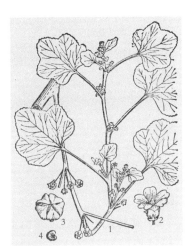

冬葵
1.花果枝　2.花　3.果实　4.种子

【注释】

①滑石:原作"滑滑石",疑衍,删去一"滑"字。

②寒水石:天然沉积矿物单斜晶系硫酸钙或三方晶系碳酸钙矿石,具有清热泻火,利窍,消肿之功。详见"桃花娇面香粉方"注释。

③葵子:即冬葵子,味甘,性寒。归大肠、小肠、膀胱经。具有行水滑肠,通乳,清热排脓之功。主治:二便不通,淋病,水肿,妇女乳汁不行,乳房肿痛。

【译文】

滑石　寒水石　葵子各二钱

煎服上述药物就能利下。

又方

包茶箬叶①烧灰　滑石

沸汤调二钱，亦妙。

【注释】

①箬（ruò）：竹名，一种细竹，叶宽大可供包粽子及编织用。性温，味辛、微涩，无毒。活血通络，泄热利尿。主治：跌打损伤，腰痛，经闭腹痛，头痛，牙痛，热咳伤暑，泄泻。

【译文】

包茶箬叶烧灰　滑石

热汤调二钱也很有效。

睡中遗尿

用燕窠中草土为末①，不语而食之。

【注释】

①窠（kē）：昆虫、鸟兽的巢穴。

【译文】

将燕窝里的草土碾成末，不说话吃下去。

省溺① 此女人出外之良方

生银杏七枚②，食之，则终日不欲解。

【注释】

①省溺：减少小便次数。

②银杏：即白果，味甘、苦、涩，性平，有小毒。入肺、肾经。具有敛肺气，定喘嗽，止带浊，缩小便，消毒杀虫之功。主治：哮喘，痰嗽，梦遗，白带，白浊，小儿腹泻，虫积，肠风脏毒，淋病，小便频数，以及疥癣、漆疮、白瘤风等病症。

【译文】

七枚生银杏，服下，整天都不想小便。

女人阴毛生虱方 即八脚子也

生白果研烂，擦之愈。

【译文】

将生白果研烂，擦到会阴处就好了。

又方

百部汤洗亦妙①。

【注释】

①百部：别名百条根、百部草、闹虱药、药虱药。味甘、苦，性微温。归肺经。内服润肺，下气，止咳；外用灭虱，杀虫。

【译文】

用百部汤洗效果也很好。

治阴毛中生异虱

用银杏捻碎，揩擦即绝其根。

【译文】

将银杏捻碎，揩擦会阴处就能断根。

【点评】

阴部主要记载治疗女性带下病和生殖系统炎症的方剂。带下病是女性生殖系统中常见病之一，它可以是生殖系统炎症的一种特殊表现，妇科炎症在急性期可有红、肿、热、痛等表现，其常见表现有阴道分泌物异常、阴道瘙痒、腰腹痛等。因此，女性朋友们要特别注意阴道分泌物的情况，并且日常应加强如下防护：不宜穿化纤内裤；便后擦拭要用质地柔软的卫生纸，要向侧方或后侧方擦拭；注意外阴部清洁卫生；性生活要有节制；旅游出差不用公共场所提供的毛巾、浴巾，以避免接触到病原体。

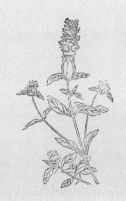

香奁润色

经血部

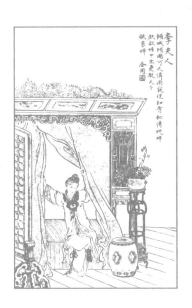

李夫人
傾城傾國可人憐隔個觀須知有秘傳也
款款帳中空更散天多
賦長門 合用圍

治女人经次不行①

经年积血在关元②，昼夜停深不得眠，青皮乌药姜香附③，莪术三棱方得全④姜即干姜也⑤。

【注释】

①经次不行：月经不行。

②关元：任脉穴。在下腹部，前正中线上，当脐中下三寸。

③青皮：味苦、辛，性微温。归肝、胆、胃经。具疏肝破气，消积化滞之功。用于胸胁胀痛，疝气，乳核，乳痈，食积腹痛。乌药：味辛，性温。入脾、肺、肾、膀胱经。具行气止痛，温肾散寒之功。香附：味辛、微苦、甘，性平。归肝、三焦经。其理气解郁，调经止痛之功。

④莪术：味辛、苦，性温。归肝、脾经。具有活血化瘀行气破血，消积止痛，泻胃之功。用于气滞血瘀，癥瘕痞块，瘀血经闭，食积胀痛，脾运失常等。三棱：味辛、苦，性平。归肝、脾经。具有破血行气，消积止痛之功。用于癥瘕痞块，瘀血经闭，食积胀痛。

⑤干姜：味辛，性热。归脾、胃、心、肺经。具有温中散寒，回阳通脉，燥湿消痰，温肺化饮之功。主治：脘腹冷痛，呕吐，泄泻，亡阳厥逆，寒饮喘咳，寒湿痹痛。

【译文】

女性月经不行，多年积血停滞在关元穴，以致昼夜难眠，用青皮、乌药、姜、香附，再加上莪术、三棱来治疗。姜一定要用干姜。

治女人经次不调

条芩①一两，切作片子，老酒昼晒夜浸，三昼夜捞出，晒干

为极细末，待经来二日，服之五分，无灰老酒送下②，第三日服之一钱。

【注释】

①条芩：黄芩的一种。子芩的异名。

②无灰老酒：就是不加石灰的老酒。古人酒内加石灰以防腐。

【译文】

条芩一两，切成片，夜晚用老酒浸泡，白天曝晒，三天三夜后捞出，晒干

将条芩碾成非常细的末，等到月经来的第二天，服下五分，用无灰老酒送下，第三天服下一钱。

治血淋①

阿胶②二两麸炒③ 猪苓④ 滑石⑤ 泽泻⑥各一两 赤茯苓⑦一两 车前子⑧五钱

上咀⑨，每服三钱，白水煎，五更早服⑩。

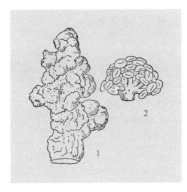

猪苓
1.菌核 2.子实体

【注释】

①血淋：以溺血而痛为主要表现的淋证。

②阿胶：驴皮经煎煮浓缩制成的固体胶。味甘，性平。归肺、肝、肾经。具有补血止血，滋阴润燥之功。

③麸炒：又称"麸皮炒"或"麦麸炒"，是指将净制或切制后的药物用一定量的麦麸加以拌炒的炮制方法。

④猪苓：味甘、淡，性平。归肾、膀胱经。具有利水渗湿之功。治小便不利，水肿，泄泻，淋浊，带下。

⑤滑石：具有利尿通淋，清热解暑，祛湿敛疮之

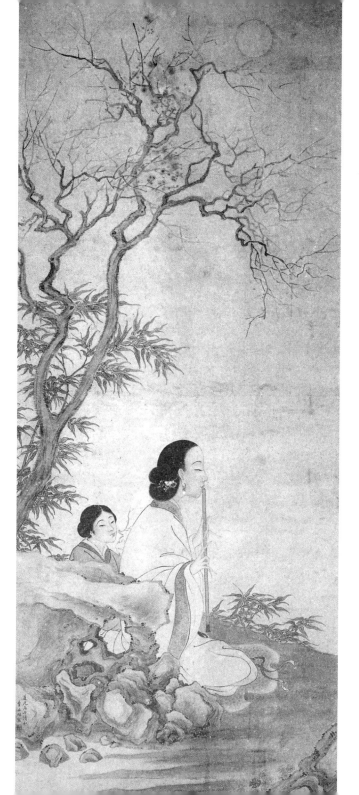

费丹旭《月下吹箫图》

　　疏梅朗月，青竹秀石，烟笼水面。茵茵芳草之上，雍容典雅的仕女正在吹奏洞箫。

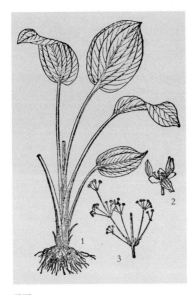

泽泻
1.植物全形　2.花　3.花序

功。详见"醒头香"注释。

⑥泽泻：味甘、淡，性寒。归肾、膀胱经。具有利水渗湿，泄热通淋之功。主治：小便不利，热淋涩痛，水肿胀满，泄泻，痰饮眩晕，遗精。

⑦赤茯苓：味甘、淡，性平。入心、脾、膀胱经。具有行水，利湿热之功。治小便不利，水肿，淋浊，泻痢。

⑧车前子：味甘、淡，性微寒。归肺、肝、肾、膀胱经。具有清热利尿，渗湿止泻，明目，祛痰之功。主治：小便不利，淋浊带下，水肿胀满，暑湿泻痢，目赤障翳，痰热咳喘。

⑨咀(jǔ)：含在嘴里细嚼。

⑩五更：凌晨三点至五点。我国古代把夜晚分成五个时段，用鼓打更报时，所以叫作五更、五鼓，或称五夜。

【译文】

阿胶二两麸炒　猪苓　滑石　泽泻各一两　赤茯苓一两　车前子五钱

将以上药物碾成末，每次服用三钱，用白水煎，每天早上服用。

【点评】

血淋，病名，淋证以尿血或尿中夹血为主要症候。隋代巢元方等撰《诸病源候论·淋病诸候》："血淋者，是热淋之甚者，则尿血，谓之血淋。"血淋系"五淋"之一，属淋证范畴。血淋病位主要在膀胱和肾，且与肝脾亦有关。其主要发病机理为湿热蕴结下焦，导致膀胱气化不利。病久则可由实转虚，而见虚实夹杂证。血淋因湿热下注，热伤血络者属实；阴虚火旺，扰动阴血者属虚。

血崩^①

兔头一个

上，烧灰为末，好酒调下。

【注释】

①血崩：经血非时而下，或量多如注，势若山崩，谓之血崩。

【译文】

兔头一个

将兔头烧成灰，用好酒调下。

【点评】

血崩亦称崩中、暴崩，指妇女不在经期而突然阴道大量出血的急性病证。"崩"之病名首见于《内经》："阴虚阳血崩搏谓之崩。"本病病因颇多，有因劳伤过度，气虚下陷，统摄无权所致；有因暴怒伤肝，肝不藏血，经血妄行而发为血崩；亦可素体热盛，复感热邪或恣食辛燥之品，积热化火，热迫血行而发病。另有经期产后，余血未尽，或因外感，夹内伤，瘀血内阻。恶血不去，新血不得归经，造成崩中。明代《针灸大成》对本病病因及针灸疗法又有发展。现代西医学中的功能性子宫出血之重症者，与本证相类似。

女人血崩不止方此名一笑散[1]

新绵一口

上，烧为末，空心白酒调下，立止。

【译文】

新绵一口

将新绵，烧为末，空腹用白酒调下，马上止住。

赤白带下

白芍①二两　干姜五钱

上，为末，每服三钱，米饮下。二服一日，忌生冷。

【注释】

①白芍：味苦、酸，性凉。入肝、脾经。具有养血柔肝，缓中止痛，敛阴收汗之功。主治：胸腹胁肋疼痛，泻痢腹痛，自汗盗汗，阴虚发热，月经不调，崩漏，带下。

【译文】

白芍二两　干姜五钱

将以上药物碾成末，每次服用三钱。用米汤送下，一日服两次，忌生冷。

【点评】

赤白带下，病证名，又名赤白沥、赤白漏下、妇人下赤白沃等。出自唐代孙思邈《备急千金要方》卷四。白带本来应该是没有颜色的。赤白带下就表示白带不正常了，有血块夹杂其中，显红色，红曰赤。多因肝郁化热，脾虚聚湿，湿热下注，损及冲、任、带脉，以致白带夹胞络之血混杂而成赤白带下。

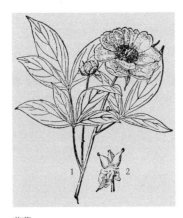

芍药
1.花枝　2.果实

妇人白带

羊眼豆花^①拘多少, 紫花不用

上, 为末, 酒下或炒米煮饮调末二钱, 入炒盐少许, 空心数服即效。

【注释】

①羊眼豆花: 即扁豆花。味甘, 性平。具有解暑化湿, 止泻, 止带之功。用于中暑发热, 呕吐泻泄, 白带。

【译文】

扁豆花不拘多少, 紫花不用

将以上药物碾成末, 用酒服下或炒米煮汤调末二钱, 入少量炒盐, 空腹服用几次就见效。

【点评】

白带是妇女从阴道里流出来的一种带有粘性的白色液体, 它是由前庭大腺、子宫颈腺体、子宫内膜的分泌物和阴道粘膜的渗出液、脱落的阴道上皮细胞混合而成。白带中含有乳酸杆菌、溶菌酶和抗体, 故有抑制细菌生长的作用。白带分生理性白带和病理性白带。病理性白带分非炎症性白带和炎症性白带、导物刺激性白带、癌瘤性白带、其他经阴道排出物等。

又方

白鸡冠花^①阴干

上, 为末, 空心酒下。

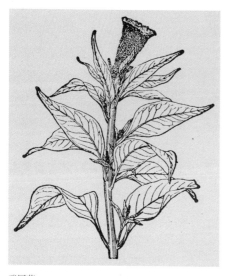

鸡冠花

【注释】

①白鸡冠花：味甘、涩，性凉。归肝、大肠经。具有收敛止血，止带，止痢之功。用于吐血，崩漏，便血，痔血，赤白带下，久痢不止。

【译文】

白鸡冠花阴干

将药物碾成末，空腹用酒服下。

【点评】

妇女的正常生理特点靠脏腑、气血、经络的功能活动以维持，特别是肾气充盛，冲、任、督、带的脉气调顺，气血和畅则经、孕、产正常。一旦因种种致病因素引起肾气亏耗，冲、任、督、带脉损伤，气血失调，则将引起经、带、胎、产等疾病的发生与发展。一般都是因直接或间接损伤冲、任、督、带四脉才发生妇女病证。冲脉受病易致血海蓄溢失常而发生月经失调；任、带、脉受病容易导致阴液不固、诸脉失调而有带下病证。胡氏在此篇方药中均为内服用药。读者在使用时，一定要咨询专业医师辨证施治。

香奁润色

胎部

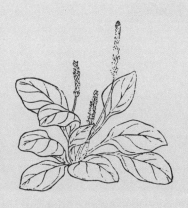

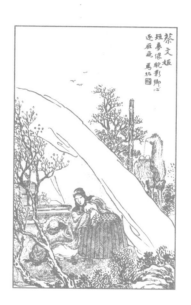

女人无子秘方①

正月雨水②

夫妻各饮一杯合房，当时有子，简易屡念，价值百金。

【注释】

①女人无子：即不孕。

②雨水：咸，平，无毒。李时珍说：地气长为云，天气降为雨，故人之汗，以天地之雨名之。

【译文】

正月雨水

夫妻各自喝下一杯正月雨水同房，当时有子，方法简易，多次应验，价值百金。

【点评】

中医认为凡女子不孕以肾虚为根本，或为素体亏虚，禀赋不足；或为不慎房事，损伤肾精；或久病多产伤肾。脾为后天之本，精血生化之源，脾虚则生化无源而致不孕。女子以肝为先天之本，肝藏血，主疏泄，肝郁气滞亦可使女子不孕。导致女子不孕的原因很多，当对证用药，此处"正月雨水"有如何神效，实在不敢恭维。

女人妊娠小便不禁方

桑螵蛸①十二枚

上，为末，分作二服，米饮下，立住。

【注释】

①桑螵蛸：桑螵蛸为螳螂科昆虫大刀螂、南方刀螂、广腹螳螂的卵鞘，又名蜱蛸、桑蛸。味甘、咸，性平。既补益又收涩，为补肾助阳、固精缩尿之良药。凡肾虚阳衰、精气失固所致的遗精、滑精、遗尿、尿频、阳痿不育，皆可选用。尤适宜于遗尿、尿频。

【译文】

桑螵蛸十二枚

将十二枚桑螵蛸碾成末，分两次，用米汤送服，马上止住小便。

治有孕咳嗽

贝母①去心，麸皮炒令黄

上，麸皮为末，研砂糖拌匀，丸如鸡头大，含化，神效。

【注释】

①贝母：味苦、甘，性微寒。归肺、心经。具有清热润肺，化痰止咳之功。用于肺热咳嗽，干咳少痰，阴虚劳嗽，咯痰带血。

【译文】

贝母去心，麸皮炒令黄

将上述药与麸皮碾成末，加上砂糖拌匀，搓成鸡头大小的药丸，含化，有神奇的效果。

胎动①

砂仁②

上，捣烂煎汤，服之即定。

【注释】

①胎动：通常所说的"胎动"指的是胎儿在子宫腔里的活动冲击到子宫壁的动作，是胎儿正常的活动。此处当指胎动频繁。

②砂仁：味辛，性温。归脾、胃、肾经。具有化湿开胃，温脾止泻，理气安胎之功。主要用于湿浊中阻，脘痞不饥，脾胃虚寒，呕吐泄泻，妊娠恶阻，胎动不安。

【译文】

砂仁

将砂仁捣烂煎汤，服完药后就安定下来了。

【点评】

明代贾所学《药品化义》认为：砂仁，辛散苦降，气味俱厚。主散结导滞，行气下气，取其香气能和五脏，随所引药通行诸经。若呕吐恶心，寒湿冷泻，腹中虚痛，以此温中调气；若脾虚饱闷，宿食不消，酒毒伤胃，以此散滞化气；若胎气腹痛，恶阻食少，胎胀不安，以此运行和气。

妊娠期出现腰酸腹痛，胎动下坠，或阴道少量流血者，称为"胎动不安"，又称"胎气不安"。本病类似于西医学的先兆流产、先兆早产。胎动不安是临床常见的妊娠病之一，经过安胎治疗，腰酸、腹痛消失，出血迅速停止，多能继续妊娠。若因胎原有缺陷而致胎动不安者，因胚胎不能成形，故不宜进行保胎治疗。

治触动胎气腹痛下血①

缩砂②不拘多少，于熨斗内炒透，去皮取仁

上，研为末，每服二钱，热酒调下。

【注释】

①触动胎气：即"胎动不安"，指妊娠期间，腰酸腹痛或小腹坠胀，或伴有少量阴道流血。

②缩砂：味辛，温，无毒。主虚劳冷泻，宿食不消，下气。

【译文】

缩砂不限多少，于熨斗内炒透，去皮取仁

将上药研成末，每次服用二钱，用热酒调服送下。

治胎漏①

葱白②一把

上，浓煎汁饮之，甚效。

【注释】

①胎漏：妊娠期间，见少量阴道流血，时下时止，无腰酸腹痛者，称为"胎漏"。胎漏属于现代医学"先兆流产"的范畴。

②葱白：为百合科植物葱近根部的鳞茎。味辛，性温。归肺、胃经。具有发表，通阳，解毒，杀虫之功。主治：感冒风寒，阴寒腹痛，二便不通，痢疾，疮痈肿痛，虫积腹痛。

【译文】

葱白一把

将葱白煎成浓汁，喝下去就能见效。

【点评】

胎漏，病证名，见于金代刘完素《素问病机气宜保命集》。亦名漏胎、胞漏、漏胞、漱经。明代李梴《医学入门》："不痛而下血者为胎漏。"多因孕后气血虚弱，或肾虚、血热等因素导致冲任不固,不能摄血养胎,症见阴道不时下血,量少或按月来血,并无腰酸腹痛及小腹下坠等症。气虚者,兼见精神萎靡、少气懒言,宜补气安胎,用举元煎加阿胶;血虚者,兼见面色萎黄、神疲乏力,宜补血安胎,用胎元饮;肾虚者,兼见头晕耳鸣、尿频,宜固肾安胎,方用寿胎丸;血热者,兼见口干咽燥、心烦不宁,宜清热凉血安胎,用保阴煎。若下血而有腹痛者,不可诊断为本病,此为胎漏诊断之要诀,临床必需多加注意。经过有效的治疗,血止之后,妊娠得以正常进行,终成正产。若久漏不止,其变化多端,如漏下不已,继而出现小腹疼痛、腰痛时,则成胎动不安之疾,久漏不止,胎失所养,常可造成胎死腹中;如果漏下不止,血量增剧,腰腹疼痛随之加重,则演变为胎堕难留,甚者则胎堕、小产。

治死胎_{产母寒战便是}

鱼胶黄^①干者三钱,炒黄研末　麝香^②三分

上,为末,以好酒送下。酒用铁炉烧红,置碗中,浇热。

【注释】

①鱼胶黄:即鱼肚,味甘,性平。归肺、肝、肾经。有健脾养血,补肾益精,滋阴填精,收敛固涩之功,是滋补精品。

②麝香:为雄麝的肚脐和生殖器之间的腺囊的分泌物,干燥后呈颗粒状或块状,有特殊的香气。详见"黑发麝香油方"注释。

【译文】

鱼胶黄干的三钱,炒黄研末　麝香三分

将以上药物研成末,用好酒送下。酒用铁炉烧红,放到碗中,浇热。

【点评】

妊娠二十周以后,胎儿在子宫内死亡,称为死胎,大约每两百个怀孕案例之中有一例。

由于大约半数的死胎案例妊娠时期根本没有任何征兆显示存在问题，所以多数父母是在完全没意识到的情况下丧失胎儿。胎儿死亡的两个星期之内一般能自然娩出，选择等待自然娩出对孕妇的健康没有多大的风险。如果孕妇选择等待自然娩出但两周过后仍毫无动静，最好还是进行人工引产，因为时间长了就有凝血的危险。

治下死胎^①

麝香 五分，另研　　官桂末^② 三钱，和匀

上，作一服，温酒调下，须臾如手推下^③。未下再服。

【注释】

①下：原作"放"，按文意改。

②官桂：味辛、甘，性热。入肾、脾、膀胱经。有补元阳，暖脾胃，除积冷，通脉止痛和止泻的功效。

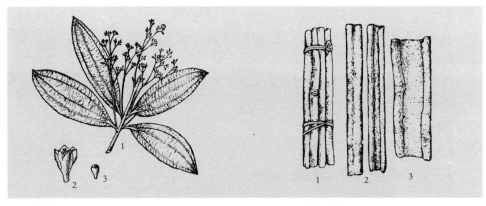

桂树
1.花枝　2.花　3.果实

肉桂药材
1.官桂　2.企边桂　3.板桂

③须臾(yú)：极短的时间，片刻。

【译文】

麝香五分，另研　官桂末三钱，和匀

以上是一次的用量，用温酒调服送下，一会儿就像用手推下一样。如果没有下来就再服一次。

【点评】

麝香具有活血通经、催生下胎之效。常与肉桂为散，如清代张璐《张氏医通》有香桂散；亦有以麝香与猪牙皂、天花粉同用，葱汁为丸。

又方

儿印①不以多少②，黄色者去毛①

上，研为末，每服二钱，酒一盏，煎八分，通口饮，立效如神。

【注释】

①儿印：不详。

②不以多少：以，疑为"拘"。

【译文】

儿印不拘多少，黄色的去毛

将上药研成末，每次服用两钱，用一杯酒，煎八分，一口饮下，马上见效。

治横逆手足先出或子死腹中

用灶中心对锅底下土①，细研。每服一钱，酒调。

【注释】

①灶中心对锅底下土：即灶心土，味辛，性微温，归脾、胃经。具有温经止血，温中止呕，温脾涩肠止泻之功。主治：脾气虚寒，摄血无力所致吐血、便血、崩漏下血等证，中焦虚寒呕吐，妊娠呕吐，脾虚久泻。

【译文】

用灶中心对锅底下的土，研细。每次服用一钱，用酒调服送下。

横生倒养

葱①七茎

上，葱七茎，只将六茎捣烂，一茎不捣。煎汤入桶内，令产妇跨坐，将那一茎不捣的吃下，立生。

【注释】

①葱：味辛，性温。入肺、胃二经。具有发汗解表，散寒通阳，解毒散凝之功。主治：风寒感冒轻症，痈肿疮毒，痢疾脉微，寒凝腹痛，小便不利等病症。

【译文】

葱七茎

以上七段葱，只将六段捣烂，一段不捣。煎成汤放入桶内，让产妇跨坐在桶上，将那一段不捣的葱吃下，马上就生了。

【点评】

胎儿在子宫内的位置叫胎位。正常的胎位应为胎体纵轴与母体纵轴平行，胎头在骨盆入口处，并俯屈，颏部贴近胸壁，脊柱略前弯，四肢屈曲交叉于胸腹前，整个胎体呈椭圆形，称为枕前位。除此外，其余的胎位均为异常胎位。横生倒养指产妇胎位不正，横生指胎儿横

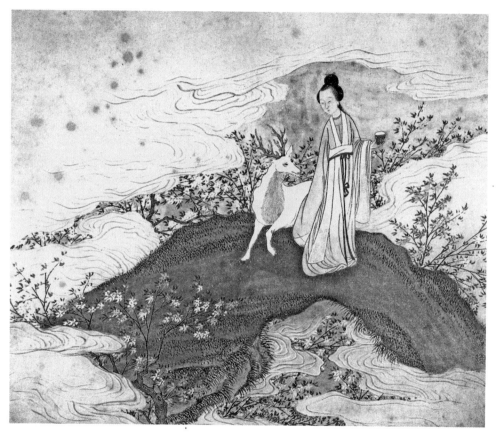

改琦《桃林伴鹿图》

位，倒养指胎儿倒位。其病因正如清代许廷哲《保产要旨》云"难产之故有八，有因子横、子逆而难产者；有因胞水沥干而难产者；有因女子矮小，或年长遣嫁，交骨不开而难产者；有因体肥脂厚，平素逸而难产者；有因子壮大而难产者；有因气虚不运而难产者。"其病机主要是气血虚弱与气滞血瘀，临床可见孕妇素体虚弱，正气不足，神疲肢软而无力促胎转正；或因平素过度安逸，或感受寒邪，寒凝血滞，气不运行，血不流畅，气滞血瘀；又因怀孕惊恐气怯，肝气郁滞，气机失畅，而致胎位不正。治疗应调理气血，使气行则血行，血行则气畅，气血通畅而胎位自然转正。然胞脉者系于肾，补气血的同时要固肾，则胎固气顺。

治逆生须臾不救母子俱亡[1]

蛇壳[2]一条　蝉壳[3]十四个　头发一握

共烧为灰，分二服，酒调，并进二服，仰卧，霎时或用小绣针于小儿脚心刺三、七刺，用盐少许擦刺处，即时顺生，母子俱活。

【注释】

①须臾：一会儿。

②蛇壳：即蛇蜕，为游蛇科动物黑眉锦蛇、锦蛇或乌梢蛇等蜕下的干燥表皮膜。味咸、甘，性平。归肝经。具有祛风，定惊，解毒，退翳之功。用于小儿惊风，抽搐痉挛，翳障，喉痹，疔肿，皮肤瘙痒。

③蝉壳：即蝉蜕，蝉的幼虫变成成虫时蜕下的壳，味甘，性寒。归肺、肝经。具有散风除热，利咽，透疹，退翳，解痉之功。用于风热感冒，咽痛，音哑，麻疹不透，风疹瘙痒，目赤翳障，惊风抽搐，破伤风。

【译文】

蛇壳一条　蝉壳十四个　头发一握

把以上药物一块烧成灰，分两次，用酒调服，仰卧，一会用小绣针在小儿脚心刺三、七刺，用少许盐擦刺的地方，很快就能顺产，母子平安。

催生丹

五月以前老鼠，取阴子①，去皮膜和末，研捣烂，为丸如黄豆大。临产时，以温酒送下。男左女右，捻药产出，神效异常。

【注释】

①阴子：睾丸。

【译文】

五月以前老鼠，取睾丸，去掉皮膜和末，研细捣烂，搓成黄豆大小的丸子。临产时，用温酒送服。男左女右，捻药产出，非常有效。

兔脑催生丹

十二月兔脑①去膜，研如泥　　通明乳香②一钱，研细　　母丁香③一钱，为末
麝香一钱，研细

上，以乳、麝、丁香拌匀，入兔脑髓和丸鸡豆大，阴干油纸密封固④。临产服一丸，温水送下，立产。男左女右，手中握之而出，即效。

【注释】

①兔脑：味甘，性温。归肺、肝经。主治：胎产不利，冻疮，火伤，皮肤皲裂。

②通明乳香：即用水外浸，以乳钵研细的乳香。味辛、苦，性温。入心、肝、脾经。有

调气活血，定痛，追毒之功。

③母丁香：为桃金娘科植物丁香（药用丁香）的近成熟果实。味辛，性温。归脾、胃、肝、肾经。具有温中散寒之功。主治：暴心气痛，胃寒呕逆，风冷齿痛，牙宣，口臭，妇人阴冷，小儿疝气等症。

④封，原作"卦"，据文意改。

【译文】

十二月兔脑去膜，研如泥　　通明乳香一钱，研细　　母丁香一钱，为末　　麝香一钱，研细

把乳香、麝香、丁香拌匀，加入兔脑髓做成鸡豆大小的丸子，阴干，用油纸密封好。临产前服下一丸，用温水送下，马上就能生产。男左女右，手中握着药丸就能生下，很见效。

【点评】

善于催生的方剂，其中有一些有巫术之嫌，切忌盲目照搬。关于难产的原因，清代许廷哲《保产要旨》中分析有八种之多，因此，产妇必须在专业医师的具体指导下辨证施治。

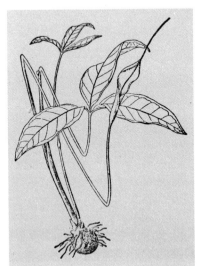

半夏

胞衣不下

半夏①　白蔹②各一两

上，为末，每服一钱，难产一服，横生二服，倒生三服，儿死四服，神效。

【注释】

①半夏：味辛，性温，有毒。入脾、胃、肺经。具有燥湿化痰，降逆止呕，消痞散结之功；外用消肿止痛。主治：脾湿痰壅之痰多咳喘气逆，胃寒及

痰饮呕吐等症。

②白蔹(liǎn)：味苦、甘、辛，性凉。归心、肺、肝、脾经。具有清热解毒，散结止痛，生肌敛疮之功。主治：疮疡肿毒，瘰疬，烫伤，湿疮，温疟，惊痫，血痢，肠风，痔漏，白带，跌打损伤，外伤出血。

【译文】

半夏　白蔹各一两

上述药物研成末，每次服用一钱，难产的服用一次，横位的服用两次，足位的服用三次，胎死腹中的服用四次，非常有效。

【点评】

胞衣不下，本病相当于西医学的胎盘稽留。胞衣，即今之胎盘与胎膜的总称，亦称"息胞"。隋代巢元方等撰《诸病源候论·胞衣不出候》："有产儿下，若胞衣不落者，世谓息胞。"产妇娩出胎儿后，经过半小时，胞衣(胎盘)仍不能自动排出的病症，多由分娩后元气大虚而无力排出胞衣，或产时感受外寒而气血凝滞所致。大多伴有出血症状，应及时处理，以防出血过多而引起虚脱。

本病发生在新产之际，辨证要点除了全身症状之外，应注意本病常伴有阴道不同程度的出血。若伴阴道大量出血，可致血虚气脱而晕厥。有时阴道出血甚少，但胞宫内积血甚多，按压腹部或胞宫，可有大量血块和血液涌出，产妇同样可因血虚气脱而晕厥。而且由于失血过多，血室正开，处理不当，可致邪毒感染，发生产后发热、产后腹痛等病。因此对胞衣不下及时恰当地处理是十分重要的。

处理原则：一、出血多时必须积极采取损伤最小的方法使胎盘娩出，包括按摩子宫、徒手剖离直至子宫切除；二、失血性休克时，应先输血后处理；三、出血少或无出血者，可以等待、观察，或长期住院保守治疗。

治疗方法：虚证宜补气传送胞衣以摄血，实证宜化瘀温经，排出胞衣，并引血归经。

又方

草麻子^①十四粒，去壳

上，捣烂，以白面和成膏，贴脚心，胞衣下，速洗去。如肠出，即以此药涂顶心，回肠即效。

【注释】

①草麻子：草：疑为"蓖"。味甘、辛，性平，有小毒。入大肠、肺、脾、肝经。具有消肿拔毒，泻下导滞，通络利窍之功。主治：痈疽肿毒，瘰疬，乳痈，喉痹，疥癞癣疮，烫伤，水肿胀满，大便燥结，口眼歪斜，跌打损伤。

【译文】

蓖麻子十四粒，去壳

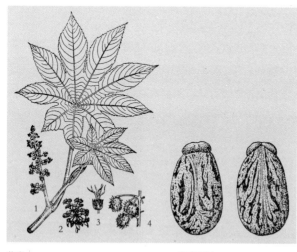

蓖麻
1.花枝　2.雄花　3.雌花　4.果序

蓖麻药材

将药物捣烂，用白面和成膏，贴在脚心，胞衣就下来了，迅速洗去药物。如果肠也出来，就用这药涂头顶的中央，肠就能回去。

【点评】

此药中蓖麻子有毒性，要慎用。蓖麻子中含蓖麻毒蛋白及蓖麻碱，特别是前者，可引起中毒。四至七岁小儿服蓖麻子二至七粒被可引起中毒、致死。成人二十粒可致死。非洲产蓖麻子二

粒可使成人致死，小儿仅需一粒，但也有报告服二十四粒后仍能恢复者。蓖麻毒蛋白可能是一种蛋白分解酶，七毫克即可使成人死亡。

女人产后玉门不闭方①

石灰②一斗③

用石灰于锅中炒令黄色，以水二斗，投入灰中，放冷澄清去灰。再用暖过，将玉门坐温汤中，以手掬洗，须臾门敛。

【注释】

①玉门：阴道外口。

②石灰：又名垩灰、希灰、石垩、染灰、散灰、白灰、味灰、锻石、矿灰等，为石灰岩经加热煅烧而成。味辛，性温，有毒。归肝、脾经。具有燥湿杀虫，止血定痛，蚀恶肉之功。主治：疥癣湿疮，创伤出血，汤火烫伤，痔疮脱肛，赘疣等症。内服止泻痢，崩带。

③一斗：古代计量单位，一斗是十升。

【译文】

石灰一斗

用石灰放到锅中炒成黄色，加上两斗水，冷却后澄清去灰。用时再暖热，产妇坐在温汤中，用手撩洗，一会阴道口就能闭上了。

又方

白矾①　瓦松②　石榴皮③

煎汤洗之。

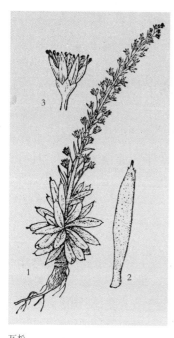

瓦松
1.植物全形　2.基部叶片　3.花及苞片

【注释】

①白矾：味酸、涩，性寒，有毒。具有消痰，燥湿，止泻，止血，解毒，杀虫之功。详见"治面上酒渣粉刺方"注释。

②瓦松：味酸、苦，性凉，有毒。入肝、肺经。具有清热解毒，止血，利湿，消肿之功。主治：吐血，鼻衄，血痢，肝炎，疟疾，热淋，痔疮，湿疹，痈毒，疔疮，汤火灼伤。

③石榴皮：具有涩肠，止血，驱虫之功。详见"倒梳油方"注释。

【译文】

白矾　瓦松　石榴皮

以上药物煎成汤液洗外阴。

女人产后肠脱不收方

香油五斤

上，炼熟，以盆盛候温，却令产妇坐油盆中。半饷吹皂角末鼻中①，令妇作嚏②，其肠立上。

【注释】

①半饷（shǎng）：半天。

②嚏（tì）：鼻黏膜受到刺激而引起的一种猛烈带声的喷气现象。

【译文】

香油五斤

将香油炼熟，用盆盛好待温后，让产妇坐在油盆中。半天后往鼻中吹皂角末，让产妇打喷嚏，她的肠体就能回缩。

治产后子肠出不能救者^①

枳壳^②去穰^③，二两

上，煎汤，温浸良久，即入。

【注释】

①子肠出：子宫脱垂。

②枳壳：味苦、酸，性微寒。归肺、脾、肝、胃、大肠经。具有破气，行痰，消积之功。主治：胸隔痞满，胁肋胀痛，食积不化，脘腹胀满，下痢后重，脱肛，子宫脱垂。

③穰（ráng）：通"瓤"，果类的肉。

【译文】

枳壳去穰，二两

将上药煎汤，待变温时浸泡脱出的子宫良久，即入。

女人产后小便不禁方

鸡屎烧灰

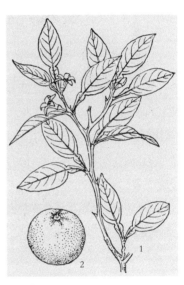

酸橙（枳实）
1.花枝　2.果实

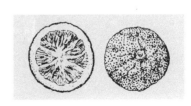

绿衣枳实药材

上，为细末，空心酒调一钱，即住。

【译文】

鸡屎烧灰

将鸡屎碾成细末，空腹用酒调服一钱，马上就能止住。

女人产后遍身如粟粒热如火方

桃仁①二两

上，研烂，用猪脂调敷②。日敷三次，粟退热除。

【注释】

①桃仁：味苦、甘，性平。具有活血祛瘀，润肠通便，止咳平喘之功。详见"涂面药方"注释。

②猪脂：俗称猪油。一般由猪的脂肪组织等经加热法熬煮而得的脂肪。

【译文】

桃仁二两

将桃仁研烂，用猪脂调敷。每天敷三次，粟粒消退也不发热了。

女人产后血晕筑心眼同风缩欲死方①

荆芥穗末②二钱

以童便调下③。

【注释】

①产后血晕:产妇分娩后,突然头晕目眩,不能起床,或心胸满闷,恶心呕吐,痰涌气急,心烦不定,甚则口噤神昏,不省人事,称为"产后血晕"。

②荆芥穗末:味辛,性微温。归肺、肝经。功能是解表散风,透疹。用于感冒,头痛,麻疹,风疹,疮疡初起。炒炭治便血,崩漏,产后血晕。

③童便:十岁以下的童尿叫童便,其味咸,性寒。能滋阴降火、凉血散瘀,并有治疗阴虚火升引起的咳嗽、吐血、鼻出血及产后血晕之功效。

【译文】

荆芥穗末二钱

用童便调服送下。

【点评】

童便既可口服也可外用。外用治疗跌打损伤、目赤肿痛,疗效极好。内服治疗咳嗽、吐血、鼻衄等。此外,从尿中提取的尿激酶,具有溶解心、肺、眼底及颅内血栓的作用,对治疗静脉血栓性疾病有显著疗效。同时,也是治疗冠心病的一种良药。绒毛膜促性腺激素是从孕妇尿中提取的,临床上用于治疗子宫出血、继发性闭经、不育等疾病。

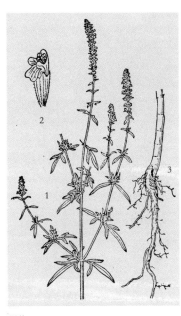

荆芥
1.花枝　2.花　3.植株基部及根

治产后血晕,心闷气绝,腹内恶血不尽绞痛①

用红花酒煎②,或以藕汁,二次饮之效。

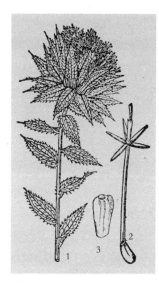

红花
1.花枝　2.花　3.果实

【注释】

①腹内恶血不尽：指产后恶露没有排净。

②红花：味辛，性温。归心、肝经。具有活血通经，祛瘀止痛之功。用于经闭，痛经，恶露不行，症瘕痞块，跌打损伤。

【译文】

用红花酒煎，或用藕汁，喝两次就有效。

【点评】

胎部主要是应对妇女妊娠病及产后病的治疗。妊娠期间，由于生理上发生变化，因而容易导致一些与妊娠有关的病证及并发的病证。妊娠病的病因十分复杂，有外因、内因、子病、母病等方面的因素，但主要是母体方面的因素。母体方面重点在于虚变，主要为肾虚，有偏阴虚与偏阳虚之分；其次为脾肾两虚，致胎失所系，或胎元失养的病变。胎儿方面在于气火旺的实变，俗有"胎前一盆火"之说，系指此而言，易致各种子病，如恶阻、子嗽等病证。产后病主要有三大特点：虚、瘀、寒。胡氏在治疗上能够根据这三大特点进行辨证论治，采用补养、化瘀、温下的方法，"勿拘于产后，亦勿忘于产后"。

香奁湘色

怪异部

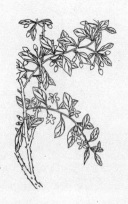

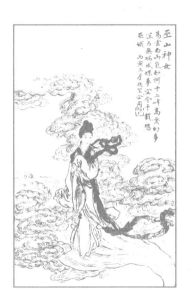

巫山神女
為雲為雨竟如何十二峰頭妄幻多
法力無邊成補救蒼生會仰載恩波
巫城丙寅三月姬覽會周所川

女人梦与鬼交方^①

鹿角末^②
用三指一撮，和清酒^③，空心服一盏即出鬼精，神妙。

【注释】

①女人梦与鬼交：女子在梦中与鬼性交。

②鹿角：别名斑龙角，为鹿科动物梅花鹿或马鹿已骨化的老角。味咸，性温。入肝、肾经。具有行血，消肿，益肾之功。主治：疮疡肿毒，瘀血作痛，虚劳内伤，腰脊疼痛。

③清酒：色泽呈淡黄色或无色，清亮透明，芳香宜人，口味纯正，绵柔爽口，其酸、甜、苦、涩、辣诸味谐调，酒精含量在15%~17%以上，含多种氨基酸、维生素，是营养丰富的饮料酒。

【译文】

鹿角末

用三个手指撮一撮，和上清酒，空腹服一杯就能逐出鬼精，很有效。

女人被精怪迷方

苍术^①不拘多少
上，为末，酒调，空心服一钱，当有妖怪之精泄出。平胃散亦妙^②。

【注释】

①苍术：味辛、苦，性温。归脾、胃、肝经。具有燥湿健脾，祛风散寒，明目之功。用于脘腹胀满，泄泻水肿，脚气痿躄，风湿痹痛，风寒感冒，夜盲。主湿困脾胃，倦怠嗜卧，

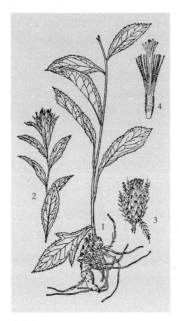

南苍术
1.植株中下部　2.花枝　3.头状花序,示总
苞及羽裂的叶状苞片　4.两性花

胞痞腹胀,食欲不振,呕吐泄泻,痰饮,湿肿,表证夹湿,头身重痛,痹证温性,肢节酸痛重着,痿躄。

②平胃散:同名方约有二十一首,首出自《太平惠民和剂局方》,由苍术、厚朴、陈皮、甘草加姜枣组成,具有燥湿运脾,行气和胃之功效,主治湿滞脾胃。

【译文】

苍术 不限多少

苍术碾成末,用酒调和,空腹服一钱,就会有妖怪的精泄出。平胃散也很有效。

【点评】

《黄帝内经》中曾说:"心藏神,肺藏魄,肝藏魂,脾藏意,肾藏志。"此为中医所归纳的精神活动和内在脏器的联系。中医认为人的神、魂、魄、意、志,是为五神,它们和喜、怒、思、忧、恐这五志作为人的精神意识活动,都依靠五脏来调节。因此,肝病则多恶梦、神志不安,为此要以疏泄条达肝气而达到使情志正常的目的。因五脏与五神、五志之间有相应的联系,出现情志方面的问题时一定要寻求专业医师的帮助以对证施治。

香奁润色

洗练部

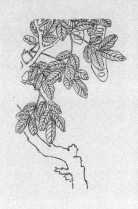

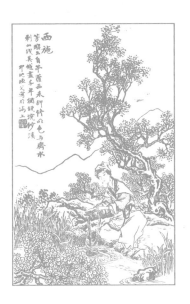

西施

芳踪自昔罕西来
邦竹竹的色与苔
剥血线美蛾画面
……浣纱溪
……冯工

用乳浸一宿，次日以益母草烧灰淋汁[1]，入麸少许，以绢袋盛珠轻手揉洗，其色鲜明如新，忌近麝香，能昏珠色。

【注释】

①益母草：味辛、苦，性凉。具有活血，祛瘀血，调经，消水之功。治疗妇女月经不调，胎漏难产，胞衣不下，产后血晕，瘀血腹痛，崩中漏下，尿血、泻血，痈肿疮疡。

【译文】

用奶浸泡一晚上，第二天把益母草烧成灰淋汁，加入少量麸皮，用绢袋盛着珍珠用手轻轻揉洗，珍珠的颜色就会像新的一样新鲜光亮，切忌靠近麝香，因为麝香能使珍珠的颜色发暗。

洗油浸珠

用鹅鸭粪晒干，烧灰，热汤澄汁，绢袋盛洗。

【译文】

把鹅鸭粪晒干，烧成灰，热水浸泡后取澄清汁，用绢袋盛着有油污的珍珠清洗。

洗焦赤色珠

以揆子皮，热汤浸水洗，研萝卜淹一宿，即洁白。

【译文】

用撼子皮,煎成汤液清洗,再把萝卜研碎淹一宿,就能使烧焦变色的珍珠变白了。

洗赤色珠

以芭蕉水洗[1],兼浸一宿,自然洁白。

【注释】

①芭蕉:味甘,性大寒,无毒。主治一切肿痛。

【译文】

用芭蕉水洗,再浸泡一晚上,自然就洁白如新。

洗犯尸气珠

以一敏草煎汁,麸炭灰揉洗洁净。

【译文】

用一敏草煎成汤汁,用麸炭灰揉洗就能把沾染尸气的珍珠洗干净了。

洗玳瑁鱼鮀法[1]

用肥皂采冷水洗之[1],以清水涤过,再用淡盐水出色为妙[2]。最忌热水。

【注释】

①玳瑁(dài mào)：海中动物，形似龟，甲壳光滑，有褐色和淡黄色相间的花纹。其甲壳可作装饰品，亦可入药。鮀(tuó)：鱼名，属鲇鱼类。

②肥皂：即皂荚。

【译文】

用肥皂在冷水中清洗，然后用清水冲洗，再用淡盐水洗出色泽。最忌讳用热水。

洗象牙等物①

用阿胶水浸洗，刷之，然后以水洗涤。

【注释】

①象牙：雄象的獠牙。往往被加工成艺术品、首饰或珠宝，此外它还被加工为台球球和钢琴键，是一种非常昂贵的原材料。

【译文】

用阿胶水浸泡清洗，然后刷干净，再用水清洗就可以了。

又方

水煮木贼①，令软掇洗②，以甘草水涤之为妙。

【注释】

①木贼：具有疏散风热，明目退翳，止血之功。详见"洗面方"注释。

②掇(duō)：选取。

【译文】

用水煮木贼，变软后再洗，用甘草水清洗也比较好。

又方

浅盆贮水，安牙物浸之，置烈日中晒，须三五日，候莹白为度。

【译文】

用浅盆存水，把象牙浸泡在里面，放在烈日下曝晒，需三五天左右，等到变得晶莹白皙就好了。

洗簪梳上油腻法

新瓦盛，新石灰以油渍物挥灰中，烈日曝之①，翻渗去油候净，洗之为佳。

【注释】

①曝（pù）：在阳光下曝晒。

【译文】

用新瓦器盛着，把新石灰挥洒在油渍物上，在烈日下曝晒，翻动翻动，等到油掉了就干净了，洗一下效果更好。

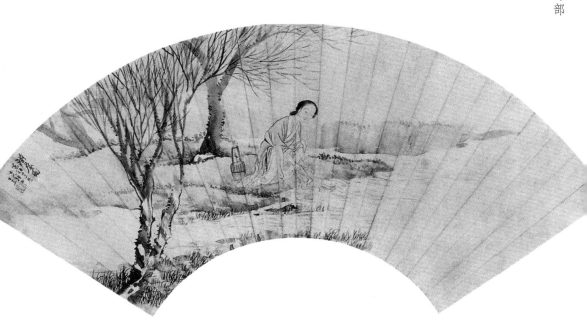

王素《湔裙图》

洗彩衣

凡洗彩色垢腻，用牛胶水浸半日①，然后以温汤洗之。

【注释】

①牛胶：由牛皮、骨、肌腱熬制成的胶质。味甘，性平。归肺、肝、肾经。具止血，滋阴功效。

【译文】

凡是洗涤彩色污垢，用牛胶水浸泡半天，然后用温水清洗。

又法

用豆豉汤热摆油去①，色不动。

【注释】

①豆豉：性平，味咸。归肺、胃经。具有和胃，除烦，解腥毒，去寒热之功。

【译文】

用豆豉汤清洗，油渍洗掉了，衣服颜色也不变。

洗皂衣

用栀子浓煎水，洗之如新①。

【注释】

①栀子：味苦，性寒。归心、肝、肺、胃、三焦经。具有泻火除烦，清热利湿，凉血解毒之功。主治：热病心烦，肝火目赤，头痛，湿热黄疸，淋证，血痢尿血，口舌生疮，疮疡肿毒，扭伤肿痛。

【译文】

用栀子煎成浓汤洗，洗完之后就像新的一样。

洗白衣法

蔻豆稿灰，或茶子去壳洗之，或煮萝卜汤，或煮芋汁洗之，皆妙。

【译文】

用蔻豆稿灰，或茶子去壳洗，或煮萝卜汤，或煮芋汁洗，都很好。

【点评】

白色衣服经过多次穿用、洗涤，容易发黄，如果经常用淘米水浸洗，就不易发黄了。衣服洗净后，再放入滴有蓝墨水的清水中漂洗，对防止白衣发黄也很有效。

又方

取白菖蒲①，不犯铁，用铜刀薄切，晒干，为末。欲净衣服，先以末于盆中，搅水后，将衣服只可摆少时，垢腻自脱落白净，胜如皂角汤洗。

【注释】

①白菖蒲：味辛、苦，性温。具有辟秽开窍，宣气逐痰，解毒，杀虫之功。主治：癫狂

惊痫，痰厥昏迷，风寒湿痹，噤口毒痢等症；外敷痈疽疥癣。

【译文】

取白菖蒲，不要用铁具，用铜刀切薄，晒干，碾成末。想要洗干净衣服，先把药末撒在盆中，搅匀后，把衣服稍微一摆，污垢油腻就洗干净了，比用皂角汤清洗还要好。

洗罗绢衣

凡洗罗绢衣服，稍觉有垢腻者，即摺置桶中①，温皂角汤洗之。移时频频翻覆，且浸且拍，觉垢腻去尽，却别过温汤②，又浸又拍，不必展开，即搭于竹竿上。候水滴尽，方将展开而晒之，不浆不熨，候干，摺拍藏。

【注释】

①摺：叠。

②温汤：温皂角水。

【译文】

凡是清洗罗绢衣服，稍微感觉有点污垢的，就折起来放在桶里，用温皂角汤清洗。经常翻动一下，一边泡一边拍打，感觉污垢都洗干净后，再一边浸泡一边拍打，不要展开，搭在竹竿上。等水滴干净后，再展开晾晒，不用打浆不用熨烫，等干了以后，叠好收藏起来。

洗毛衣

用猪蹄爪煎汤，乘热洗之。

【译文】

用猪蹄煎汤,趁热清洗。

洗麻衣

用大蒜捣碎[1],擦洗尘处即净。

【注释】

①大蒜:味辛,性温。具有温中消食,行滞气,暖脾胃,消积,解毒,杀虫的功效。主治:饮食积滞,脘腹冷痛,水肿胀满,泄泻,痢疾,疟疾,百日咳,痈疽肿毒,白秃癣疮,蛇虫咬伤以及钩虫、蛲虫等病症。

【译文】

把大蒜捣碎,擦洗有灰尘的地方就干净了。

洗焦葛

用清水揉梅叶洗焦葛衣[1],经夏不脆。

【注释】

①梅叶:味辛、苦,性凉,无毒。具有清热解毒,祛风止痒之功。主治:痈肿毒疮,湿疹,疥癣,皮炎,跌打损伤。葛衣:用葛布制成的夏衣。《韩非子·五蠹》:"冬日麑裘,夏日葛衣。"

【译文】

用清水揉梅叶洗焦葛衣,过一个夏天也不发脆。

又方

用梅叶捣烂洗之，垢腻易脱。

【译文】

把梅叶捣烂以后清洗，污垢自然就洗掉了。

洗梅蒸衣

用梅叶洗之。

【译文】

用梅叶清洗。

洗黄草布①

以肥皂水洗，取清灰汁浸压②，不可揉洗。

【注释】

①黄草布：黄草心织的布。相传宋代苏州出产的黄草布色白而细，极轻薄。黄草，莀草的别称，多用于编织生活用品。

【译文】

用肥皂水洗，取清灰汁浸泡挤压，不能揉搓。

洗竹布法[1]

凡衣服，惟竹布不可揉洗，揉则随手断裂，须是摺叠聚[2]，只用隔宿米泔浸半日[3]，次用温水淋，以手压干晒之，则垢腻皆可尽去。

【注释】

①竹布：又名竹疏布，用嫩箽竹槌浸纺织为布。

②摺叠聚：折叠起来收藏。

③米泔(gān)：洗米用过的水。

【译文】

所有的衣服，只有竹布不能揉洗，如果揉洗竹纤维就会随着手的用力断裂，应该是折叠起来，只用隔宿米泔水浸泡半天，然后用温水淋洗，用手压干以后再晒，污垢就都洗掉了。

洗苎布法[1]

梅叶捣取汁，以水和浸布，后用清水漂之，带水铺净地晒干。未白再浸再晒。

【注释】

①苎(zhù)布：一种纺织品，用苎麻制成。

【译文】

把梅叶捣烂取汤汁，加上水把布泡在里面，再用清水漂洗，带水铺在干净的地上晒干。如果不白的话再浸泡一会再晒。

洗糨铁骊布法^①

擂松子肉洗则滋润不脆。糨时入好末茶少许，或煎茶卤搭色^②，入香油一滴，薄糊糨之。

【注释】

①糨（jiāng）：用粉浆或米汤浸布或衣物使之干后发硬、挺括。铁骊布：不详。

②茶卤：茶的浓汁。

【译文】

擂松子肉洗则滋润不脆。糨时加上一点好茶末，或煎茶卤搭色，滴入一滴香油。

糨木绵布法^①

银杏研^②，入粉糨之，即不吸损绵绢。

【注释】

①木绵布：以木棉果絮和纤维制作的布。

②银杏：即白果，具有敛肺气，定喘嗽，止带浊，缩小便，消毒杀虫之功。详见"省溺此女人出外之良方"注释。

【译文】

将银杏研碎，加入粉打糨，这样就不损坏绵绢了。

浆衣法①

用新松子去壳细研,以少水煮热,入浆内,或加木香同煮②,尤佳。凡浆,以熟面汤调生豆粉为之极好,若用白土,夹浆垢腻汤洗。

【注释】

①浆衣:以米汤浆洗衣物,使衣服更加整洁有形。

②木香:具有行气止痛,调中导滞之功。详见"透肌香身五香丸"注释。

【译文】

把新松子去壳研细,少加一点水煮热,倒入浆内,或者加上木香一块煮,效果更好。凡是浆衣,以熟面汤调生豆粉最好,如果用白土,夹浆的垢腻用热水洗。

洗墨污衣法

嚼酸枣洗之①,妙。

【注释】

①酸枣:味甘、酸,性平。具有健脾开胃,消食化滞,养心,安神,敛汗之功。可用于神经衰弱、失眠、多梦、盗汗的治疗。

【译文】

把酸枣嚼碎用来洗这种衣服,效果很好。

又法

半夏为末^①，和水洗之，妙。

【注释】

①半夏：味辛，性温，有毒。入脾、胃、肺经。具有燥湿化痰，降逆止呕，消痞散结之功；外用消肿止痛。主治：脾湿痰壅之痰多咳喘气逆，胃寒及痰饮呕吐等证。

【译文】

将半夏研成末，和上水洗墨污的衣物，效果很好。

又法

急用银杏去膜嚼破揉污处，用新汲水浣之即去。

【注释】

①银杏：即白果，具有敛肺气，定喘嗽，止带浊，缩小便，消毒杀虫之功。详见"省溺此女人出外之良方"注释。

②汲（jí）水：从井里打水。浣（huàn）：洗。

【译文】

紧急的情况下把银杏去膜，嚼破之后揉在脏的地方，用新打的水一洗就干净了。

又法

嚼杏仁亦妙^①。久污则揉浸，少须洗之，无痕。

【注释】

①杏仁:甜杏仁味甘,性辛;苦杏仁味苦,性温。具有宣肺止咳,降气平喘,润肠通便,杀虫解毒之功。详见"又方令面手如玉"注释。

【译文】

嚼杏仁揉在脏的地方效果也不错。如果脏的时间比较长久了就浸泡一下,一会儿再揉洗,一点儿痕迹也不留。

又方

黑牵牛①一钱　草果②　白芷③各五分

上,为末,牙刷蘸,带湿洗即脱。

【注释】

①黑牵牛:味苦,性平。归肝、肾二经。具有祛风除湿,活血通经之功。主治:风湿关节痛,产后腰腹痛,闭经。

②草果:味辛,性温,无毒。入脾、胃经。具有燥湿除寒,祛痰截疟,消食化食之功。主治:疟疾,痰饮痞满,脘腹冷痛,反胃,呕吐,泻痢,食积。

③白芷:味辛,性温。具有祛风湿,活血排脓,生肌止痛之功。详见"常用白牙散"注释。

【译文】

黑牵牛一钱　草果　白芷各五分

将以上药物研成末,用牙刷蘸着,带湿洗衣服就能洗干净了。

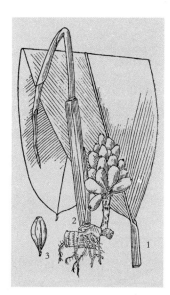

草果
1.叶片　2.带果序的植株　3.果实

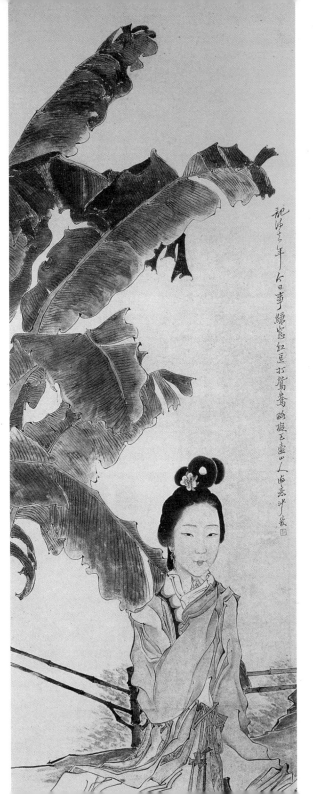

沙馥《芭蕉美人图》

　　兽额朱扉小院深，绿窗含雾静愔愔。有人独对芭蕉坐，因为春愁不放心。——唐寅《题芭蕉仕女》

衣上墨污

厚酱擂碎涂污处①，半日许，沸汤洗之，即去。

【译文】

把厚酱弄碎涂在衣服脏的地方，半天之后，用热水清洗，就能洗掉污渍了。

【点评】

除墨汁渍的方法，除以上方法外，另外可用米饭或面糊涂于污迹上面，细心揉搓，然后用纱布除去脏污，用洗涤剂洗净，清水冲净即可。除墨渍，还可用一份酒精加二份肥皂制成的溶液反复揉搓，效果较好。

洗青黛污衣法①

细嚼杏仁，涂于其上，用水洗之为妙。

【注释】

①青黛：一种青黑色的颜料，古代女子常用以画眉。

【译文】

把杏仁嚼碎，涂在衣服上，用水洗很见效。

洗油污衣

羊筒骨①，烧灰，入滑石末、海螵蛸②，和匀掺污处，用厚纸隔熨斗盛火熨之。

【注释】

①羊筒骨：中间有洞，可以容纳骨髓的大骨头。比较好的筒骨，应该是后腿的腿骨，因为这里的骨头比较粗。骨中的骨髓含有很多骨胶原，除了可以美容，还可以促进伤口愈合，增强体质。

②滑石末：为滑石经精选净化、粉碎、干燥制成。味甘淡，性寒。归膀胱、肺、胃经。具有利尿通淋，清热解暑，祛湿敛疮之功。主治：热淋，石淋，尿热涩痛，暑湿烦渴，湿热水泻；外治湿疹，湿疮，痱子等症。海螵蛸：海螵蛸为乌贼科动物无针乌贼或金乌贼的内壳。产于中国沿海如辽宁、江苏、浙江等地。味咸、涩，性微温。归肝、肾经。具收敛止血，固精止带，制酸敛疮功效。

【译文】

把羊筒骨烧成灰，加入滑石末、海螵蛸，和匀掺在衣服脏的地方，用厚纸隔着熨斗熨。

又方

石灰二三升①，锅内炒热，将油污处于灰内摆洗，随即脱去。虽锦绣亦不作迹②。

【注释】

①石灰：又名垩灰、希灰、石垩、染灰、散灰、白灰、味灰、矿灰等，为石灰岩经加热煅烧而成。味辛，性温，有毒。归肝、脾经。具有燥湿杀虫，止血定痛，蚀恶肉之功。主治：疥癣湿疮，创伤出血，汤火烫伤，痔疮脱肛，赘疣等症。内服止泻痢，崩带。

②锦绣：花纹色彩精美鲜艳的丝织品。

【译文】

两三升石灰，在锅里炒热，将油污处在灰里摆洗，接着就掉了。即使是花纹色彩精美、鲜艳的丝织品也不留痕迹。

洗油污衣法

用蜜洗之妙。

【译文】

用蜂蜜清洗效果很好。

又法

即用葱白汤入瓶内，以汤瓶嘴注所污处，用人紧崩开衣服，以污去为度。更不得用手揉洗，自然如故。

【译文】

用葱白汤加入瓶里，从瓶嘴浇在脏的地方，旁边让人紧绷着衣服，污渍去除就可以了。不要用手揉洗，自然像以前一样。

又法

嚼萝卜吐于其上，擦之即去，无迹。

【译文】

嚼碎萝卜吐在上面，一擦就掉了，不留痕迹。

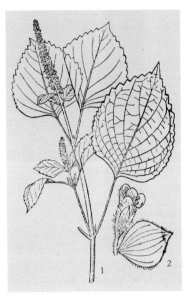

紫苏
1.花枝　2.花及苞片

又法

白滚汤泡紫苏摆洗①，妙。

【注释】

①紫苏：又名白苏、赤苏、红苏、香苏、黑苏、白紫苏、青苏、野苏、苏麻、苏草、唐紫苏、桂荏、皱叶苏等。味辛，性温。具有发表、散寒、理气、和营的功效。主治：感冒风寒，恶寒发热，咳嗽，气喘，胸腹胀满等。

【译文】

用热开水泡紫苏摆洗，很有效。

又法

泡牛皮胶汤乘热洗之①，妙。

【注释】

①牛皮胶：味甘、性平，无毒。主治肺痿吐血，吐血咯血，妊娠下血，肾虚失精，脸上麻痹，风湿走痛，跌打损伤，汤火伤，一切肿毒，瘰疬结核。

【译文】

泡牛皮胶汤乘热洗效果很好。

海螵蛸　滑石各等分

上二味为末，掺而熨之。

【译文】

海螵蛸　滑石各等分

以上两味药研成末掺和在一起熨在衣服上。

又法

用白墡土为末①，掺少许，轻揉油随去，无迹。

【注释】

①白墡（shàn）土：即白土、白垩，又叫观音土。其主要成分为碳酸钙，呈碱性。

【译文】

把白墡土研成末，少掺一点，轻轻一揉油就随之而去，不留痕迹。

又法

用荞麦面铺上下①，用纸隔定，以熨斗熨之，无迹。用米糠熨之②，亦妙。

【注释】

①荞麦面：荞麦做成的面粉，富含丰富营养和特殊的健康成分。

②米糠：稻谷在加工成精米的过程中要去掉外壳、种皮和胚，米糠就是由种皮和胚加工制成的，是稻谷加工的主要副产品。现代研究表明，米糠中富含各种营养素和生理活性物质。

【译文】

把荞麦面铺在衣服上下，用纸隔开固定，用熨斗熨，也不留痕迹。用米糠熨，效果也不错。

衣上污油

煮酒洗之，即去。

【译文】

把酒煮沸一洗，就干净了。

洗干红衣为油污法

用酸浆和皂角洗①，干，滴少麻油揉之②，其色不陈。

【注释】

①皂角：又名皂荚，为豆科植物皂荚树的果实。详见"洗头方"注释。

②麻油：一般指麻籽榨的油，在不少地区是花椒油的称呼，尤其是四川花椒油，在南方也可以指芝麻榨出来的油。

【译文】

用酸浆和皂角洗，干了以后，滴一点麻油揉一下，颜色就不显陈旧了。

洗红蓝衣为油污法①

用豆豉汤热摆油去②，其色不动。

【注释】

①红蓝衣为油污：红蓝色衣服沾上油污。

②豆豉（chǐ）汤：出自《普济方》，用清油半盏，拌豉捣烂。豆豉是把黄豆或黑豆泡透蒸熟或煮熟，经过发酵而成的食品，可以调味，也可入药。具有和胃，除烦，解腥毒，去寒热之功。

【译文】

用豆豉汤趁热清洗，油自然就掉了，衣服原来的颜色不变。

真紫绸污油①

山炭灰泡汁，乘热摆之，油自去。水晒干，不可经手，绝无痕迹。

【注释】

①绸（chóu）：粗绸。

【译文】

山炭灰泡汁，乘热清洗，油自然就清洗掉了。晒干以后，不要用手摸，绝对不留痕迹。

洗漆污衣①

用油洗，或以温汤略摆过，细嚼杏仁揉洗，又摆之，无迹。或先以

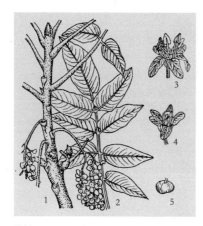

漆树
1.果枝 2.叶 3.雄花 4.雌花 5.果实

麻油洗去，用皂角洗之，亦妙。

【注释】

①漆：落叶乔木，树皮内富含树脂，与空气接触后呈褐色，即"生漆"，可制涂料，液汁干后可入药。

【译文】

用油洗，或用温汤略摆，把杏仁嚼碎揉洗，再摆洗，不留痕迹。或先用麻油洗，再用皂角洗，也很好。

洗血污衣

用冰水洗即净①。

【注释】

①冰水：指冰和水的混合物，温度为0℃（零摄氏度）。

【译文】

用冰水洗就能洗干净。

【点评】

沾有血迹的衣服，应用冷水洗涤，切忌用热水洗，古人已从经验得知此道理。我们日常生活可用洗涤剂和氨水洗，若白衣服沾染血污，还需要用漂白剂才能将血污去除。

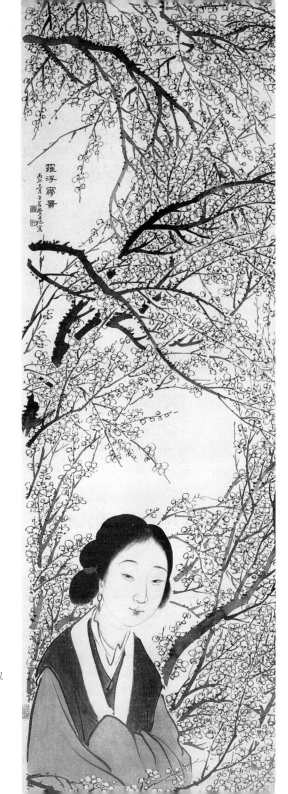

费丹旭《罗浮梦景图》

　　恣放的梅树，枝条纷披，曲折纵横，冷葩寒萼，暗香浮动。万玉竞艳之中，美女睇盼有情。梅花不仅装饰了美人的梦境，也装扮着美人的生活。

洗疮口脓污衣

用牛皮胶洗之。

【译文】

用牛皮胶洗。

洗粪污衣

用粪衣服埋土内一伏时①，取出洗之，则无秽气②。

【注释】

①一伏时：一昼夜，二十四小时。

②秽（huì）气：难闻的气味，臭气。

【译文】

把被粪便污染的衣服埋在土里一昼夜，取出洗干净，就没有令人恶心的气味了。

洗黄泥污衣

以生姜搓过，用水摆去。

【译文】

用生姜搓，再用水摆就能清洗干净了。

洗蟹黄污衣

用蟹中腮煮之即去。

【译文】

用蟹中腮煮就能把污渍清洗掉。

洗牛油污衣法

嚼粟米洗之①。

【注释】

①粟米：泛指粮食，也指小米、稷子、黏米。味甘、咸，性凉。具有益脾胃，养肾气，除烦热，利小便之功。用于脾胃虚热，反胃呕吐或脾虚腹泻，烦热消渴，口干，热结膀胱，小便不利等。

【译文】

把粟米嚼碎用来洗这种污垢很有效。

洗羊脂污衣法①

用石灰淋汤洗之。

【注释】

①羊脂：山羊或绵羊的脂肪油。

【译文】

用石灰汤淋洗。

洗垢腻污衣法①

用灰汁浣衣洁白如玉①。

【注释】

①垢（gòu）腻：污垢。

②浣（huàn）衣：洗衣。

【译文】

用灰汁清洗污垢，衣服就能洁白如玉。

又法

茶子去壳捣烂洗①，甚妙。

【注释】

①茶子：为山茶科植物茶的果实。味苦，性寒，有毒。治喘急咳嗽，去痰垢。

【译文】

将茶子去壳捣烂清洗污垢衣物，很好。

豆稿灰洗衣①，绝妙。

【注释】

①豆稿：即豆秆。

【译文】

豆稿灰洗衣，绝对有效。

洗垢腻衾法①

于霜夜，先铺禾藁于地上如衾像样②，将火烧之成灰。来早，霜铺其上，覆以衾，候日晒，霜溶，其垢自脱。来日翻转，再覆其上，两面皆去。

【注释】

①衾（qīn）：大被。

②禾藁（gǎo）：禾秆。

【译文】

夜晚下霜的时候，先把禾藁铺在地上像被子一样大，用火烧成灰。第二天早上，上面就铺满一层霜，用被子盖上，再经过太阳晒，霜溶在里面，污垢自然就脱落了。第二天再翻转一下，再盖上，两面的污垢就都干净了。

洗衣上蒸斑

灰苋烧灰淋汤洗^①，即去。

【注释】

①灰苋：味甘、微苦，性微寒。有清热利湿，止痒，解毒之功效。

【译文】

灰苋烧成灰淋汤清洗，就能洗干净了。

青纻系上日久积垢光滑^①

慈母竹茹揩擦^②，自然洁净如故。

【注释】

①纻（zhù）：苎麻。此处指苎麻织的布。

②竹茹（rú）：味甘，性微寒。归肺、胃经。具有清热化痰，除烦止呕之功。用于痰热咳嗽，胆火挟痰，烦热呕吐，惊悸失眠，中风痰迷，舌强不语，胃热呕吐，妊娠恶阻，胎动不安。

【译文】

慈祥的母亲用竹茹揩擦，自然就像以前一样清洁。

【点评】

洗练部记载了珍珠、象牙等饰品的清洗收藏，在简单易操作的过程中恢复首饰最初的光华，让当初的记忆重现。另外是各种衣物的洗涤方法等，足见古人对生活起居方面也是很讲究的，在这方面积累了非常多行之有效的经验。

香耆润色

藏贮部

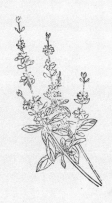

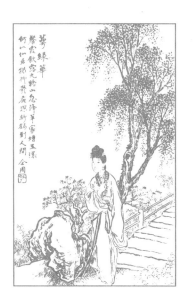

萼綠華

馨霞飲露九疑山急降筆霄燭玉漿
何仙居栩栩蝶疲遽斯稿到人間　金周

收翠花朵法^①

用汉椒不拘多少杂盒中收贮^②，妙。

【注释】

①翠花朵：指用金、银、玉、贝等做成的花朵状装饰品。

②汉椒：即花椒，能杀虫止痒。

【译文】

在盒子里撒放一点花椒，对翠花朵的收藏很好。

又方

用茱萸相杂藏之则不生蛀^①，亦要勤取晒之。晒背不晒面，宜防猫，藏处又防蚁。

【注释】

①茱萸：又名越椒、艾子，是一种常绿带香的植物，具备杀虫消毒，逐寒祛风的功能。木本茱萸有吴茱萸、山茱萸和食茱萸之分，都是著名的中药。

【译文】

把茱萸和翠花混在一起收藏不生虫，也要勤拿出来晒一下。晒背不晒面，要防猫，收藏的地方还要防蚂蚁。

藏真红衣裳法

凡真红衣服不可近麝香①，能损其色。

【注释】

①麝香：为雄麝的肚脐和生殖器之间的腺囊的分泌物，干燥后呈颗粒状或块状，有特殊的香气。详见"黑发麝香油方"注释。

【译文】

凡是真红衣服不能接近麝香，否则会掉颜色。

收毯褥等物之法

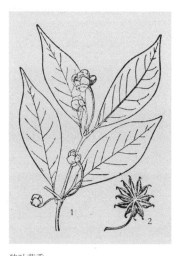

狭叶茴香
1.花枝　2.果实

若频频晒露则蝇类遗种于中，反能速蛀，不晒则蛀愈甚，但以莽草同折摺收之①，可永久不蛀。

【注释】

①莽草：又名芒草、春草、石佳、红桂、鼠莽、红茴香、骨底搜、山木蟹、山大茴等。具有祛风止痛，消肿散结，杀虫止痒之功。主治：头风，皮肤麻痹，痈肿，乳痈，瘰疬，喉痹，疝瘕，癣疥，秃疮，风虫牙痛，狐臭等症。折摺(zhé)：叠。

【译文】

如果经常晒这些毯褥，苍蝇之类就会在里面留下虫

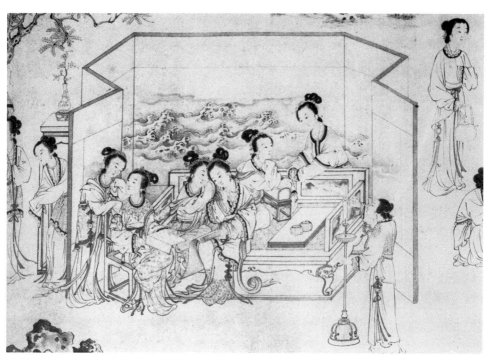

丁观鹏《乞巧图》

　　七夕之夜, 庭院中妇女们燃烛斋供。南朝梁宗懔《荆楚岁时记》载: "七夕, 妇人结彩缕, 穿七孔针, 或以金银钥石为针, 陈几、筵酒、脯瓜果于庭中以乞巧, 有蟢 (代) 子附于瓜上, 则以为符应。"

卵,如果不晒的话则虫蛀得就更厉害,只要用莽草一起收藏,就能永远也不被虫蛀。

又法

五月五日①,取莴苣贮厨箧中②,辟蛀虫③。

【注释】

①五月五日:农历五月五日,为传统的端午节,又称端阳节、午日节、五月节等。

②莴苣:菊科,莴苣属,一、二年生草本植物。莴苣可分为叶用和茎用两类。莴苣的名称很多,在《本草》书上称作千金菜、莴苣和石苣。莴苣茎叶中含有莴苣素,味苦,高温干旱苦味浓,能增强胃液,刺激消化,增进食欲,并具有镇痛和催眠的作用。箧(qiè):小箱子。

②辟(bì):同"避"。

【译文】

五月五日,把莴苣藏在橱中,就能防虫。

【点评】

端午节是中国汉族人民纪念屈原的传统节日,更有吃粽子,赛龙舟,挂菖蒲、蒿草、艾叶,薰苍术、白芷,喝雄黄酒的习俗。

又法

七月七日①,收角蒿置毯褥、书籍中②,辟蛀虫。

【注释】

①七月七日：习称七夕，又称双星节、情人节。

②角蒿：又名马先蒿、烂石草、马新蒿、猪牙菜、冰糖花。味辛、苦，性温。具有祛风除湿，活血止痛，解毒之功。主治：风湿关节痛，筋骨拘挛；外用治湿疹，口疮，痈等。

【译文】

七月七日，将角蒿放在毯褥、书籍中，能防蛀虫。

【点评】

农历七月七日相传为牛郎、织女双星相会之日，故亦称双星节、情人节。七夕作为节日当始于汉代，节俗是晒经书及衣裳，向双星乞愿和穿针乞巧等。

又法

九月九日①，收茱萸撒置厨箧中，亦可辟蛀。

【注释】

①九月九日：农历九月九日，为传统的重阳节。

【译文】

九月九日，收茱萸撒放在橱中，也能防虫。

【点评】

古老的《易经》中把"六"定为阴数，把"九"定为阳数。九月九日，日月并阳，两九相重，故而叫重阳，也叫重九，古人认为是个值得庆贺的吉利日子，并且从很早就开始过此节日。庆祝重阳节的活动多彩浪漫，一般包括出游赏景、登高远眺、观赏菊花、遍插茱萸、吃重阳糕、饮菊花酒等活动。

香奁润色

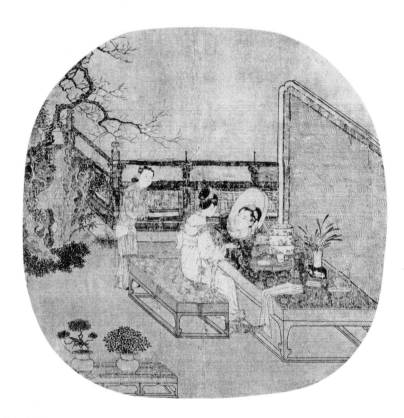

苏汉臣《妆靓仕女图》

　　蔡邕《女诫》：览照拭面，则思其心之洁也；傅脂则思其心之和也；加粉则思其心之鲜也；泽发则思其心之顺也；用栉则思其心之理也；立髻则思其心之正也；摄鬓则思其心之整也。

又法

青蒿子采置厨箧盛贮器物中①，极能辟蛀。

【注释】

①青蒿子：味甘，性寒，无毒。具有清热明目，杀虫之功。主治：劳热骨蒸，痢疾，恶疮，疥癣，风疹。

【译文】

采摘一些青蒿子放在橱中盛放器物的小箱子里，能起到很好的防虫效果。

又法

樟脑烧熏衣箧、毯中①，可去壁虱、蛀虫②。

【注释】

①樟脑：味辛，性热，有毒。归心、脾经。具有除湿杀虫，温散止痛，开窍辟秽之功。主治：疥癣瘙痒，跌打伤痛，牙痛等症。衣箧（qiè）：收藏衣服的小箱。

②壁虱：又叫蜱（pí），俗称草扒子、狗鳖、草别子、牛虱、隐翅虫等。蛰伏在浅山丘陵的草丛、植物上，或寄宿于牲畜等动物皮毛间。不吸血时，小的才如干瘪绿豆般大小，也有极细如米粒的；吸饱血液后，有饱满的黄豆大小，大的可达指甲盖大。蜱叮咬的无形体病属于传染病，人对此病普遍易感，与危重患者有密切接触、直接接触病人血液等体液的医务人员或其陪护者，如不注意防护，也可能感染。

【译文】

将樟脑放在衣箧、毯中，能防壁虱、蛀虫。

收毯褥座等法

　　宜日影晒过，以细棒击其尘，有汗则取莴苣菜晒燥，逐叶擘开①，铺置背面收之，可永久不蛀。

【注释】

①擘（bò）开：切开。

【译文】

　　经太阳晒以后，用细棒拍打上面的尘土，有汗的话就取莴苣菜晒干，每个叶子都摊开，铺在背面收起来，能永远起到防虫效果。

【点评】

　　藏贮部记载了饰品、衣物、毯褥的收藏办法。许多方法是根据时令、节气的变化，因地制宜，利用大自然中简便易得的材料来防止虫蛀。同时也对不同物品的收贮提出了避忌。此部分内容记载了古人在藏贮衣饰方面的经验，低碳环保，值得借鉴。

香奁润色序

夫天生佳人，雪肤花貌^①，玉骨冰肌^②，若西子、杨妃辈，即淡扫蛾眉^③，自然有动人处，果何假脂粉以污其真哉？是润色为不必也。然而良工必藉利器而后其事善，绘事必加五彩而后其素绚，故佳人之修其仪容，洁其服饰，譬如花之得滋，玉之就琢，而其光莹为益增，是润色又所必假矣。矧世不皆西子、杨妃辈^④，此予所集聊为香奁之一助耳^⑤。至若其间，疗其疾病，证其怪异，调其经血，安其胎产，皆其至要者乎。而藏贮洗练，虽为末务，要亦佳人之所必用者，其法尽为列之。当不独区区润色已也，而保摄修齐之道^⑥，盖见之此矣。惟画眉傅粉之郎，为能格焉。倘以此红粉赠与佳人，佳人将必曰：幸孔！幸孔！彼良工之利器，绘事之五彩，而又何羡乎？而胡生者玉成于人^⑦，庶几君子。

【注释】

①雪肤花貌：形容女子貌美。出自唐代白居易《长恨歌》："中有一人字太真，雪肤花貌参差是。"雪肤，皮肤白皙如雪。花貌，容颜美丽如花。

②玉骨冰肌：形容女子苗条的身段和洁白光润的肌肤。出自宋代杨无咎《柳梢青》词："玉骨冰肌，为谁偏好，特地相宜，一段风流。"

③蛾眉：蚕蛾触须弯曲而细长，后用以比喻女子美丽的眉毛。

④矧（shěn）：况且。

⑤香奁（lián）：放梳妆用品的器具。奁，古代盛梳妆用品的匣子。

⑥保摄：保养。修齐：即修身、齐家。

⑦玉成：促成，成全。

【译文】

　　天生的美女，皮肤白皙如雪，容颜美丽如花，体态婀娜秀丽，像西施、杨贵妃之流，即使化淡雅的妆容，也有动人的地方，为什么要涂抹脂粉来掩盖她的真面目呢? 这样说来，修饰似乎是没有必要的了。然而工匠一定要有锋利的工具才能做好他的工作，图画一定要涂上色彩才能使它更加绚丽，所以美女修饰其仪表面容、打理服装衣饰，就好像花儿得到滋润、玉器得以雕琢一般，能更加光彩照人，这是要加以修饰的原因。况且世界上不都是西施、杨贵妃这样的美女，这正是我收集本书中的方子为美女提供一些帮助的原因。这些方子中，治疗疾病，辨证奇难杂症，调理精血，安顿胎产，都是其中重要的。而收藏洗涮等家务，虽然不是最主要的，也是女人必须从事的，书中详细罗列了一些方法。不单单是修饰而已，而养生修养的道理，大致都能从中体现出来。只有为女子画眉傅粉的男子，才研究这些。如果把这本如同脂粉一样适合女子的书送给美女，美女一定会说: 太高兴了! 太高兴了! 工匠锋利的工具，绘画的缤纷色彩，又有什么可羡慕的呢? 而胡先生成全于人，差不多就是君子了。

香奁润色跋

　　妇女秉阴①，教主中馈②。曰容③，曰工④，四德之所兼也⑤。第川岳之所钟，未必有厚无薄，则妍媸半焉⑥，庸淑半焉。而后人不循壸则不尚诚朴，往往效颦仿步⑦，竞为冶容以取怜。如梅花妆、远山黛、蝉翅翠钿⑧，殊令人媸笑耳，岂妇女之用宜哉。然则蓬首垢面，任其疾病狼戾又不可⑨，乃有若此帙之所列者具在⑩，盖令人拔恶易瑕而工容兼备也。灵者诚苦心哉！不识好德之君子以为然否。

　　侄孙光盛谨跋

【注释】

　　①妇女秉阴：妇女天性秉受阴气。

　　②中馈：指家中供膳诸事。

　　③容：相貌，指出入要端庄、稳重、持礼，不要轻浮、随便。

　　④工：治家之道，包括相夫教子、尊老爱幼、勤俭节约等生活方面的细节。

　　⑤四德：指德、容、言、工四个方面。

　　⑥妍媸（yán chī）：妍，指美丽。媸，指相貌丑陋。

　　⑦效颦（pín）仿步：模仿。

　　⑧梅花妆：古代妇女之妆饰，是指女子在额上贴一梅花形的花子妆饰。据北宋初年所编撰的大型类书《太平御览》记载，南朝宋武帝刘裕的女儿寿阳公主，在某一年的正月初七仰卧于含章殿下，殿前的梅树被微风一吹，落下来一朵梅花，不偏不倚正好粘在公主的额上，而且怎么都揭不下来。于是，皇后就把公主留在自己身边，观察了好长时间。三天之后，梅花被清洗了下来，但公主额上却留下了五个花瓣的印记。宫中女子见公主额上的梅花印非常美丽，都想效仿，于是就剪梅花贴于额头，一种新的美容术从此诞生，当

香奁润色

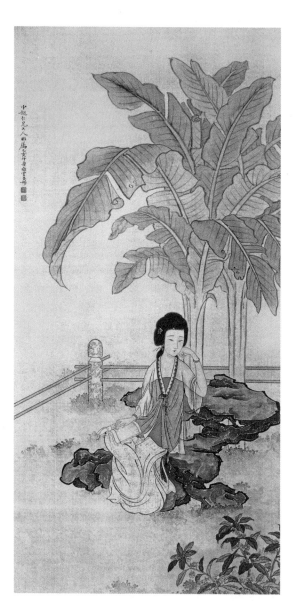

吕彤《蕉荫读书图》

　　蔡邕《女诫》：清闲贞静，守节整齐，行己有耻，动静有法，是谓妇德。择辞而说，不道恶语，时然后言，不厌于人，是谓妇言。盥浣尘秽，服饰鲜洁，沐浴以时，身不垢辱，是谓妇容。专心纺绩，不好戏笑，洁齐酒食，以奉宾客，是谓妇功。此四者，女人之大德，而不可乏之者也。

时被称"梅花妆"。其式，在额上画一圆点，或多瓣梅花状，唐时很流行。宫女们觉得额头上装饰几朵梅花花瓣，更显娇俏，也学着在额头上粘花瓣。这种妆就成了宫廷日妆。但腊梅不是四季都有，于是她们就用很薄的金箔剪成花瓣形，贴在额上或者面颊上，叫做"梅花妆"。这种装扮传到民间，成为民间女子、官宦小姐及歌伎舞女们争相效仿的时尚妆容，一直到唐五代都非常流行。远山黛：原来是指秀美之眉。由于古代妇女大多爱使用黛色画眉，色如远山，故称。西汉刘歆《西京杂记》卷二："卓文君姣好，眉色如望远山。"又据《汉书》记载，是汉成帝皇后赵飞燕之妹美女赵合德所创的一种眉型，眉如远山含翠，因其美，世人争相效仿。旧题汉人伶玄《赵飞燕外传》："合德新沐，膏九回沉水香为卷发，号新髻；为薄眉，号远山黛；施小朱，号慵来粧。"翠钿（diàn）：用翠玉制成的首饰。

⑨狼戾（lì）：凶狠，暴戾。

⑩帙：（zhì）：

【译文】

妇女天性秉受阴气，教化主持家中事务。容貌、工巧，是女子四德中所要同时具备的。只是天气灵秀之气的汇集，未必只有厚没有薄，那么女子美的与丑的各半，平庸的和贤淑的各半。而后人不循壶则不能崇尚诚实质朴，往往像东施效颦和邯郸学步那样胡乱模仿，竞相修饰得很妖媚来博取怜爱。如梅花妆、远山黛、蝉翅翠钿，特别让人嘲笑罢了，哪里是妇女适宜使用的呢！虽然这样，但是蓬头垢面，任凭她疾病暴戾又不可以，于是就有了像这本书所陈述的内容，大概可以让人们去除恶习改变缺点而工巧和容貌同时具备了。作者确实是苦心啊！不知道喜好道德的君子认为正确与否。

侄孙光盛恭敬地作跋